Falk Henkel
Der Landarzt Schwäbisch

Falk Henkel

Der Landarzt Schwäbisch

Rediroma-Verlag

Bibliografische Information der Deutschen Nationalbibliothek:
Die Deutsche Nationalbibliothek verzeichnet diese Publikation in der Deutschen Nationalbibliografie; detaillierte bibliografische Daten sind im Internet über http://portal.dnb.de abrufbar.

ISBN 978-3-98885-321-9

Inhalt

Kindheit

Bis zum Tag meiner Einschulung hatte sich mein Leben nicht sonderlich von dem aller anderen unvernünftigen Landbewohner wie Hühner, Katzen und Hunde und Rindviecher unterschieden. Morgens wurde die Klappe aufgemacht und ich durfte ins Freie. Wir wohnten am Ortsrand zur Miete in einer Dreizimmerwohnung im Obergeschoss eines eineinhalbgeschossigen Einfamilienhauses mit großem Garten, inmitten von Streuobstwiesen, in der Nähe des Waldrandes, unmittelbar bei einem Kanal, aus dem das umgeleitete Wasser der Lauter über eine Fallleitung eine Turbine antrieb. Natürlich war da auch der Lauterbach und als Gipfel des Ganzen der Sportplatz, die Turnhalle, die Jugendherberge und das Schwimmbad. Welche kleine Landgemeinde hatte zu der Zeit schon ein Schwimmbad?

Zu meinem Aktionsbereich gehörten auch noch zwei landwirtschaftliche Anwesen, die von den Geschwistern unseres Vermieters als Zuerwerbslandwirtschaft betrieben wurden. Da waren die typischen Hausgärten, zwei bis drei Stück Vieh, Hühner und jeweils ein großer Heuboden. Alles in allem für das Aufwachsen eines kleinen Buben das Paradies auf Erden. Ein Paradies ist nur so angenehm wie seine Bewohner und auch diesbezüglich hatte ich mit meinem Kindheitsparadies ein Riesenglück. Die Familien hatten mich mehr oder weniger adoptiert und so wuchsen mir einige Onkel und Tanten zu, die von mir auch noch mit Onkel und Tante angesprochen wurden, als sie meine Patienten in der Praxis waren. Mancher mitwartende Patient zerbrach sich im Wartezimmer gelegentlich den Kopf über nicht nachvollziehbare Verwandtschaftsverhältnisse, wenn er staunend miterlebte, wie ich die Tante Emma ins Sprechzimmer bat.

In dem erweiterten Familienverband dieser „Großfamilie"
konnte ich kaum Eigenheiten entwickeln, die man Einzelkin-
dern nachsagt. Die Grundlage für mein Zeitverständnis und
mein ausgeprägtes Gefühl für Pünktlichkeit wurde zu dieser
Zeit gelegt, weil ich die unterschiedlichen Essenszeiten der
Familien genauestens in meinen Tagesablauf einpassen
musste. Eine gewisse genetische Disposition mag auch eine
Rolle spielen. Mein Großvater mütterlicherseits war bei der
Reichsbahn für die internationalen Fahrplanverknüpfungen
zuständig und nachdem er von den Nachkriegswirren nach
Lenningen verschlagen worden war, konnten die Einwohner
meines Heimatortes nach seinem präzisen Tagesablauf ihre
Uhren stellen.

Das Mitessen bei den Onkeln und Tanten und deren Kindern hatte seinen besonderen Reiz. Da gab es im Gemeindebackhaus selbst gebackenes Brot und Wurstspezialitäten aus
der eigenen Hausschlachtung. Das Aufziehen der Tiere und
das Verspeisen derselben war eine nie hinterfragte, selbst-
verständliche Grundlage des Landlebens und gehörte wie die
harte Arbeit auf den kargen Böden in einem bäuerlichen Zu-
erwerbsbetrieb zur Lebenserhaltung. Das Faszinierende am
Vespern in der „Großfamilie" waren für mich auch die je-
weiligen Tischgepflogenheiten. Meine in einem höheren
preußischen Beamtenhaushalt aufgewachsene Mutter legte
stets den allergrößten Wert auf einen perfekt gedeckten
Tisch und natürlich auch auf die entsprechenden Tischsitten.
In vielen Lenninger Familien wurde an Werktagen auf Papier gevespert. Fast alle erwachsenen männlichen Familien-
mitglieder arbeiteten im Schichtbetrieb bei der großen Papierfabrik am Ort. Die Männer konnten so an ihren arbeits-
freien Tagen ihre Frauen bei der schweren Arbeit im Stall
oder auf dem Acker unterstützen. Alle Arbeiter bekamen

kostenlos „Deputatpapier" als Briefpapier, Schreibblöcke, Packpapier oder stapelweise weißes, gestrichenes und kalandriertes Papier im DIN-A4-Format, das auf dem Tisch als Tellerersatz benutzt wurde. Dieses Papier war so hygienisch und rein wie weißes Porzellan aus einer Spülmaschine. Nach dem Essen wurden die beiden obersten Lagen weggenommen und in den Ofen geworfen. Einen umweltschonenderen, hygienischeren und sparsameren Umgang mit einem „Essgeschirr" kann man sich nicht vorstellen.

Pünktlichkeit ist einer der Grundpfeiler für einen funktionierenden Haushalt und auch für eine funktionierende Praxis und daher wurde sie mir eingebläut, einmal sogar im wahrsten Sinne des Wortes. Mittags um 12:00 Uhr und abends um 18:00 Uhr musste ich zur Stelle sein. Nach dem Mittagessen folgte ein Mittagsschlaf, von dem meine Mutter überzeugt war, er sei für das Aufwachsen eines lebhaften Kindes erforderlich. Sie hatte mit ihrem praktischen Verstand die modernsten Forschungsergebnisse der Neurophysiologen wohl vorausgeahnt und mit ihrem Schlafdressurakt alles richtig gemacht. Anfänglich knechtete sie mich mittags gegen allerhand Widerstand ins Bett, bis mir im Lauf der Zeit der Mittagsschlaf zum unverzichtbaren Tagesmittelpunkt geworden war, sodass ich bis zum heutigen Tag den Mittagsschlaf dem Mittagessen vorziehe, wenn die Zeit für beides zu knapp ist.

Einer der absoluten Höhepunkte meiner Kindheit waren die Fahrten mit dem „Pänzerle", einer Halbketten-Zugmaschine aus Kriegsbeständen. Mein Onkel Gottlieb, der als gelernter Landwirtschaftsmeister die ausgedehnte Landwirtschaft der örtlichen Papierfabrik bestellte, transportierte im Anhänger mit diesem Gefährt die Gerätschaften für die Feld- und Waldbestellung. Morgens, nach dem Füttern der Hühner, forderte er mich zum Mitkommen auf, denn er hatte an mir glücklicherweise einen „Affen gefressen." Er saß im Führerstand und dirigierte das Krad mit einem Motorradlenker und ich saß im Rückraum über den Ketten, wo früher sechs Soldaten Platz gefunden hatten. Wenn wir durch den Ort bretterten, fühlte ich mich wie Blücher und Napoleon in Personalunion, stolz wie Oskar, weil außer mir kein Kind im Ort mit einem derart ausgefallenen und lauten Fahrzeug herumgefahren wurde. Dass ich bei diesen Ausritten zur Arbeit als fleißiger Helfer von klein auf in die Geheimnisse des Acker- und Gartenbaus, der Baumpflege und der Waldbewirtschaftung eingeweiht wurde, ist ein Nebeneffekt, den ich erst als Erwachsener zu schätzen gelernt habe.

Dieses „Vagabundendasein" wurde lediglich durch entsprechende Wetterereignisse und durch die Zeiten, die ich im Kindergarten verbrachte, unterbrochen. In der Eingangshalle des Kindergartens hängt heute noch ein großer, wunderschön präparierter Ichthyosaurier aus dem nahe gelegenen Holzmadener Lias ε, der meine Fantasie erheblich beschäftigte und mit dem ich mich morgens beim Betreten des Kindergartens, anfänglich mit einer unbestimmten Ehrfurcht, später mit durch Gewohnheit gewachsener Vertrautheit, verständigte. Der Kindergarten wurde geleitet, man könnte auch sagen, beherrscht, von der Diakonisse-Schwester Marie. Sie hatte die etwa dreißig bis vierzig Kinder gut im Griff. Wer sein Taschentuch vergessen hatte, wurde auf einen Stuhl gestellt, damit jeder staunend dem Folgenden zusehen konnte. Sr. Marie entnahm dem Papierkorb ein zerknülltes Pergamentpapier, mit dem sie dem ausgestellten Kind, ungeachtet noch anhaftender Marmeladereste, die Nase putzte. Keiner der so Behandelten hat jemals im Leben noch mal ein Taschentuch vergessen.

Auf dem Weg zum Kindergarten kam ich an der Turnhalle vorbei, in deren Wirtschaftsräumen eine Küche untergebracht war, in der von den Landfrauen die sogenannte Schulspeisung zubereitet wurde. Diese Extraration für die Schulkinder bestand aus einem Hefeteigkrapfen und dazu gab es ein Kochgeschirr voll Kakao. Der Kakao war mit Milchpulver angerührt, was in dem Riesenkessel regelmäßig zum Anbrennen des Kakaorestes am Topfboden führte. Über der Küche, in einem der Vereinsräume, wohnte im Zuge der Wohnungsbewirtschaftung nach dem Krieg mein Freund Helmut mit seiner Familie als „Flüchtlinge." Er war für mich etwas Besonderes. Zum einen hatte er mit mir am selben Tag Geburtstag, zum anderen bekam er von seiner Mutter immer ein Sanellabrot mit Salz. Sanella gab es bei uns aus grundsätzlichen und vielleicht auch aus ernährungsphysiologischen Gründen nicht. Mit Helmut wartete ich jeden Tag geduldig vor der Küchentür an der Turnhalle, bis alle Schulkinder „gespeist" waren und die Reste an uns beide verfüttert wurden. Es sollte einige Jahre dauern, bis ich feststellen würde, dass Kakao keinesfalls brenzlig wie angebrannte Milch schmecken muss.

Helmut wohnte oben in der Turnhalle und die Eingangstür zur Wohnung wurde mit einem schwarzen Vorhang zugezogen, wenn am Wochenende in der Turnhalle Kinofilme gezeigt wurden. Durch einen Schlitz im Vorhang konnten wir in unbeaufsichtigten Momenten zumindest einige Szenen der vorgeführten Filme ansehen.

Eine winzige Einschränkung dieses glückseligen Zustandes musste ich allerdings gelegentlich hinnehmen. Die vielen Sommersprossen, die sich besonders um meine Nase herum angesammelt hatten und die auf Schwäbisch etwas unvorteilhaft „Rossmucken" heißen, veranlassten manchen Mitbürger dazu, mich zu fragen, warum ich mich nicht gewaschen hätte.

Alle Leute im Dorf kennen natürlich den Sohn der Ärztin, folglich steht der auch dauernd unter Beobachtung und kann seine Taten oder Untaten nur sehr schwer verborgen halten. Irgendeiner sieht ihn immer und irgendeiner, der irgendetwas bemerkt hat, ist immer gleichzeitig Patient, der sein Wissen in der ärztlichen Sprechstunde loswerden will. Manchmal waren die Meldungen über meine Umtriebe schon vor mir zu Hause angelangt.

„Ja Frau Dokter, hend sie scho an großa Buba, der kann jo scho raucha!"

Was keiner wissen konnte, war, dass außer Zigaretten auch getrocknete Lianen, die „Lernen" hießen und die sehr gut glimmende Rucksackschnur vom Bergrucksack meines Vaters stückweise verraucht wurden.

Diese Aussage über einen Zehnjährigen wäre geeignet gewesen, häuslichen Ärger hervorzurufen. Ich kann mich jedoch nicht erinnern, dass meine Mutter von dem dergestalt erworbenen Wissen jemals direkt und unangenehm Gebrauch gemacht hätte.

Manchmal kann man von Mitgliedern eines Arzthaushaltes hören, dass die eigene medizinische Betreuung nicht gerade als vordringlich angesehen wurde. In unserer Familie war der Austausch von Zärtlichkeiten eher ungewöhnlich, dafür waren die Ansprüche an die eigene Leidensfähigkeit um so höher angesetzt, was ich aber als durchaus normal empfand. Eines Tages hatte ich mir beim Schlittenfahren eine Kopfplatzwunde zugezogen und suchte danach folgerichtig sofort die Sprechstunde auf. Ich kam auch sofort dran, weil im Wartezimmer während meiner Kindheit die Stühle höchst selten alle besetzt waren. Nach einer kompletten chirurgischen

Wundversorgung mit lokaler Betäubung, Wundnaht und anschließender Tetanusauffrischung erhielt ich aus der wichtigsten Schublade des großen Praxisschreibtischs ein Stück Blockschokolade und wurde mit den Ermahnungen, die alle Mütter ihren Kindern mit auf den Weg geben, wieder in den Schnee entlassen. Nach nicht ganz einer Stunde erschien ich wieder in der Sprechstunde mit einer neuen, ähnlich großen Kopfplatzwunde. Der dann folgende Ablauf war im Wesentlichen gleich wie beim ersten Mal, nur dass dieses Mal die örtliche Betäubung und die Tetanusspritze nicht zur Anwendung kamen. Bei der Entlassungszeremonie registrierte ich einen ernsteren Ton bei den Ermahnungen und außerdem fehlte das Stück Blockschokolade. Ein anderes Mal war ich von einem Baum gefallen, hatte aber die Landung auf dem Boden mit dem rechten Arm noch etwas mildern können. Anschließend hatte ich Schmerzen in Handgelenk und Unterarm. Da weder eine Schwellung noch ein Bluterguss zu sehen waren, beschloss ich, die Besserung der Beschwerden abzuwarten. Als ich beim Abendessen die rechte Hand auf dem Schoß ruhen ließ und das Besteck nur links verwendete, erntete ich lediglich den Hinweis, ich solle keine Kaspereien aufführen. Beim Frühstück gebrauchte ich die rechte Hand immer noch nicht und daher bemerkte mein Vater, ob es nicht angebracht wäre, eine Röntgenaufnahme des Unterarms anfertigen zu lassen. Er erntete einen schwer zu deutenden Blick von meiner Mutter, setzte aber im Laufe des Vormittags doch durch, dass wir zusammen das nahe Kreiskrankenhaus aufsuchten, wo eine Radiusgrünholzfraktur diagnostiziert und mit Gips versorgt wurde. Seit diesem Zeitpunkt konnte ich unfehlbar Rechts und Links unterscheiden.

Solche Vorkommnisse berührten mich nicht sonderlich, ich hinterfragte sie als Kind nie. Sie waren halt so, wie sie waren, und was die Eltern guthießen, war auch für mich die Richtlinie. So verbrachte ich eine von Vertrauen geprägte, ausgesprochen glückliche Kindheit in unserer ländlichen Umgebung. Die vorgelebte Disziplin in der Berufsausübung verbunden mit Zuwendung, Achtung und Fürsorge im Umgang mit anderen Menschen, haben mich sehr geprägt. Dafür bin ich meinen Eltern, die ihre gesamte Freizeit in mich investiert haben, dankbar.

Das von den Eltern vorgelebte Berufsbild ist für ein Kind, das in enger Beziehung zum elterlichen Beruf aufwächst, sehr prägend. Ist ein Elternteil auch noch eine Ärztin, die ihren Beruf im räumlichen Zusammenhang mit der Wohnung ausübt, dann ist der Einfluss des Elternberufes auf die Entwicklung des Kindes besonders intensiv, weil kaum ein anderer Beruf zeitlich und sächlich das Familienleben so beeinflusst wie der Beruf des Arztes oder der Ärztin.

Von klein auf verinnerlicht man, dass während der Sprechzeiten nicht gelärmt werden kann. Kindergeburtstage können daher höchst selten am Tag des Geburtstages mit den Freunden gefeiert werden. Das ist nur an den praxisfreien Mittwoch-Nachmittagen möglich. Das tägliche Üben mit der Flöte oder auf dem Klavier ist auch nur während der Mittagspause möglich. Da der Geist selten zu einem festgelegten Zeitpunkt für die Beschäftigung mit der Muse bereit ist, kommt das Üben zu kurz. Die Kunstfertigkeit mit dem Instrument nimmt daher nur in minimalen Schritten zu. Dieser Frust vermiest einem schließlich die Freude am Musikspiel so, dass ich schließlich der Unterrichtung im Flöten- und Klavierspiel ein Ende setzte. Da es mein Entschluss war, musste ich die Beendigung des Unterrichtsverhältnisses der Konzertpianistin und ihrem Ehemann, einem bekannten Blasmusiklehrer, höchstpersönlich mitteilen. Als

Zwölfjähriger hat man einen schweren Stand so eine Kündigung an den Mann beziehungsweise die Frau zu bringen. Beide benötigten zu der Zeit dringend die Einnahmen aus ihrer Lehrtätigkeit und sie überzogen mich mit den ausgefallensten Argumenten, um mich umzustimmen. Argumentativ chancenlos, aber nicht gewillt, noch einmal zum Unterricht zu kommen, erwiderte ich beharrlich und gleichlautend auf jedes ihrer Argumente: „I glaub halt, s'isch besser so."

Mit diesem „Ceterum censeo" hatte ich instinktiv eine unüberwindbare Verteidigung aufgebaut, sodass das Unterrichtsverhältnis beendet wurde. Mein Bericht über diesen Vorgang wurde zu Hause wohlwollend zur Kenntnis genommen und seither werden viele Entscheidungen, besonders die etwas fragwürdigen, im Familienjargon folgendermaßen begründet: „I glaub, s'isch halt besser so.."

Wenn man in einem Arzthaushalt aufwächst, erscheint es einem ganz selbstverständlich, dass sich die familiären Belange den Praxisbedürfnissen unterordnen. Da muss das Essen längere Zeit warmgehalten werden, weil sich Notfälle nicht nach Essenzeiten richten. Da läutet das Telefon gelegentlich zu den unmöglichsten Zeiten. Oft genug muss dann wegen eines Hausbesuchs der familiäre Ablauf unterbrochen werden. Die Dienstbereitschaft an Wochenenden und an Feiertagen wird einem zur Selbstverständlichkeit und meistens haben wir das Beste daraus gemacht. Während die unersetzliche gute Seele unseres Haushaltes das Telefon hütete, rückte die ganze Familie zu einem Hausbesuch aus. Mein Vater war in diesen Fällen der geduldige Fahrer und während meine Mutter in irgendeinem Haus verschwunden war, war er der noch geduldigere Vorleser. Manchen Band der Karl-May-Reihe hat er mir vorgelesen, während ich gemütlich auf dem Rücksitz die mir fremde Umgebung der nahe gelegenen

Ortschaften beobachtete und dabei „Assa" hinter den Ohren
kraulte. Im Winter war es manchmal nicht so gemütlich, weil
die Straßen nicht so ordentlich oder gar nicht vom Schnee
geräumt waren, wie heute. Da musste gelegentlich auch ge-
schaufelt werden. Alles in allem waren solche Ausfahrten für
mich sehr kurzweilig, weil es viel Neues zu sehen und zu
hören gab.

Mein Vater fuhr meine Mutter sehr oft zu Hausbesuchen,
besonders nachts und bei widrigen Witterungsbedingungen.
Während der Rückfahrten brachte er es dann auch zu einer
gehörigen Menge medizinischen Sachverstandes, weil meine
Mutter sich manchmal die Besonderheiten der soeben bewäl-
tigten Situation von der Seele reden musste. Dieses Fachwis-
sen meines Vaters ist mir als junger Assistenzarzt zugutege-
kommen, wenn ich meine Mutter vertrat, solange sie wegen
einer Hüftoperation im Krankenhaus war. Wenn ich mich
dann zu einem außerplanmäßigen Hausbesuch mit Angabe
des Besuchsortes abmeldete, konnte es vorkommen, dass er
sagte: „So, so, Lauterstraße soundso viel. Nichts Aufregen-
des, da braucht's nur besänftigenden Zuspruch und eventuell
a Valium."

Während meiner Kindheit und Jugendzeit war meine Oma
für mich ein ganz wichtiges Familienmitglied. Wichtig deshalb, weil sie die Mutter meines Vaters war, vor allem aber,
weil von ihr unzählige „Wohltaten" über mich gekommen
sind, nicht selten im Widerspruch zu den von meinen Eltern
aufgestellten Erziehungsprinzipien. Meine Oma wohnte in
einem Einfamilienhaus mit großem Garten und Hühnerstall,
direkt angrenzend an den Garten des Gasthauses „Sonne."
Die Gasthausküche war an der Gartenfront mit tiefgelegten
Fenstern, etwa in Augenhöhe eines Vierjährigen. Dorthin
pilgerte ich gelegentlich durch das hintere Gartentörchen

über das Sonnengässle und sah der Tante Elsa, der Köchin und Besitzerin der „Sonne", bei der Essenszubereitung zu. Tante Elsa reichte mir dann nach einer Weile des stummen Hinstarrens ein Stück vom „Kalten Hund" durch das Fenster. Wenn ich dann mit schokoladenverschmiertem Gesicht heimkam, ermahnte mich meine Mutter dringlichst, auf gar keinen Fall zu betteln. Bei der nächsten Rückkehr mit verräterischem Schokoladengesicht kam ich ihren Ermahnungen zuvor: „Mamma, Mamma, i han scho wieder ebbes g'schenkt kriaga müssa!"

Dieser Spruch gehört seither bei uns als feststehende Redensart zum Familienvokabular.

Zur Oma ging ich, wenn ich mich vollverschlammt ohne Grundreinigung nicht heimtraute, oder zur Behebung des kleinen Hungers zwischendurch. Es gab dann zerdrückte, überzuckerte Erdbeeren, also „Prestling", aus dem Garten oder, als ich älter war, gelegentlich zwei Ochsenaugen mit knusprig verbranntem Eiweißrand in einer Aluminiumkachel, der klassische Proust-Madeleine-Effekt. Zur Oma kam ich regelmäßig, um mit meiner Freundin Bettina in Berlin zu telefonieren. Das wäre zu Hause undenkbar gewesen. Zum Zeugnis gab es fünf Mark und für die Eins in Religion noch einen Zuschlag. Mit einem Wort, meine Oma verwöhnte mich.

Das Verhältnis zwischen meinen Eltern und der Oma war, rückschauend mit den Augen eines Erwachsenen, seltsam. Irgendwie hat sie es vielleicht nie überwunden, dass sich eine preußische Weibsperson zwischen sie und ihren Eugen gedrängt hat. Ihre Abneigung gegen meine Mutter brachte sie, unter anderem, dadurch zum Ausdruck, dass sie bei jedem Besuch des jungen Paares, das in Stuttgart lebte, folgendes ausgesprochen hat: „Eugen, i han dir a Kalbshax und a Platt Spätzla g'richtet und Ruth, für dich a paar Eila."

Skandalös daran war nach meinem retrospektiven Verständnis weniger dieser Vorgang an sich als die Tatsache, dass mein Vater diese Zumutung nicht mit einem Machtwort zurückwies, sondern regelmäßig die Haxe und die Spätzle ganz allein verschlang.

Meine Mutter stand mit ihrem intellektuell kultivierten Hintergrund ihrer Schwiegermutter gegenüber von Anfang an auf verlorenem Posten. Deren Stärke war ihre in zähen Grabenkämpfen gegen einen mehr als raubauzigen Ehemann gestählte Durchsetzungsfähigkeit in den Niederungen des Alltags. Selbst die leiseste Kritik wies sie gnadenlos und kategorisch von sich.

„Oma, kann es sein, dass die Pfannkuchen etwas angebrannt sind?"

„Noi, des kann net sei, grad so mag ich se."

Zweimal im Jahr wurde Oma von uns mit dem Auto, damals ohne Klimaanlage, entweder in das Hotel „Palmengarten" nach Freudenstadt oder zur Verwandtschaft nach Sindelfingen in „Urlaub" gebracht. Während der Fahrt war die Atmosphäre im Wagen jedes Mal knisternd, wie elektrisch aufgeladen. Oma und ich saßen auf dem Rücksitz, zwischen uns unsere Teckelhündin „Assa" mit hängendem Kopf, weil sie das Autofahren nicht so gut vertrug. Meine Mutter und ich waren jedes Mal stumme Zeugen des folgenden Dialogs: „Neulich han e em Teckbotta g'lesa, dass mr zum Energiespara d'Fenster em Haus abdichta soll."

Darauf mein Vater, der diese Strategie von klein auf verinnerlicht hatte: „Oma, zieht's dir?"

„Noi, noi, s'isch ganz gemütlich." Nach einigen Minuten:

„Auf dr Zugspitz soll dr Wind sogar s'Gipfelkreuz omg'weht han."

„Oma, i glaub, dir ziehts, mir machet s'Fenster zu."

„Ha ja, des wär vielleicht net schlecht." Nach wenigen Kilometern war zu hören: „En Afrika hend's d'Menscha au net leicht, die sollet bei der Hitz sogar no schaffa."

„Oma, isch's dir im Auto z'warm?"

„Noi, noi s'isch grad recht, wie s'Wildbad."

Darauf nach kurzer Zeit vom Rücksitz: „Dr Ätna rumpelt wieder, s'wird doch hoffentlich koi Lava rauslaufa wie 1950."

„Oma, i mach s'Fenster wieder a bissle auf."

So ging das verschiedentlich hin und her.

Vor Weihnachten, als das alljährliche Geschenkproblem allmählich drückend wurde, fragte meine Mutter die Oma, was sie sich denn wünschen würde.

„Ach was, so a alte Frau braucht doch nix mehr, i han alles, was i brauch."

Nach wenigen Augenblicken: „Neulich hab ich d'Frau Gassner troffa, die hat a nagelneua Pelzkapp."

„Das wäre doch auch etwas für dich", brachte meine Mutter das Problem auf den Punkt.

„Noi, noi i mach me doch net zum Affa, außerdem isch so a Pelzkapp viel zu teuer."

Nach einem kurzen aber beredten Schweigen: „En meiner Jugend waret die Winter doch a bissle milder als heutzutag. An was des liega mog."

Darauf mein Vater: „Oma, du kriagscht a Pelkapp zu Weihnachta."

„Au ja, no kann's ja ruhig kalt werda."

Diese an Verschlagenheit grenzende Seite ihres Wesens verstärkte sich leider mit zunehmendem Alter. Als sie zu ihrem eigenen Schutz zu uns ins Haus umgesiedelt werden musste, nachdem das Bügeleisen durch die Tischplatte gebrannt war und zwei Broschen im Feuer des Kachelofens verglüht waren, versuchte sie dauernd, Sand in das Getriebe des bis dahin perfekt funktionierenden Haushaltes zu streuen. Als wir das erste Mal nach ihrem Umzug in den Urlaub zum Skilaufen nach Unterjoch fuhren und Oma in der fürsorglichen Betreuung unserer langjährigen Haushälterin zurückgelassen hatten, provozierte sie gleich am nächsten Tag wegen undefinierbarer Schmerzen eine notfallmäßige Aufnahme ins Krankenhaus. Wir fuhren sofort heim und konnten die inzwischen putzmuntere Oma aus dem Hospital abholen. Vor unserem nächsten Urlaub musste ich der Oma erklären, wie im Wiederholungsfall eines behandlungsbedürftigen Zustandes vorgegangen würde: „Oma, du bisch jetzt en ma Alder, do kann emmer ebbes an oin komma. Wenn mir net do send ond du aus irgendoim Grund schwächelst, kommst du mit em Krankawaga en's Krankahaus. Mit em Chefarzt hend mir scho g'schwätzt, der kümmert sich persönlich om di ond der b'hält de so lang, bis mir wieder do send."

In diesem Urlaub schreckten uns keine Katastrophenmeldungen aus der Heimat auf.

Einmal, sehr viel später, musste sie dann doch im Krankenhaus behandelt werden. Zu der Zeit war ich dort als Medizinalassistent tätig, was in ihr die Vorstellung erweckte, sie sei königlichen Geblüts und habe die Befehlsgewalt über das Spital. Sie drangsalierte die Schwestern, die sich nichts zu sagen trauten und Omas Verhalten wohl als fällige Prüfung des HERRN empfanden, derartig, dass ich höchstpersönlich nach einer kurzen Aufklärung zur Rettung des Betriebsfriedens ihre Klingel vom Bett entfernte.

Schulzeit

Auf meine Einschulung freute ich mich sehr. Ich hatte auch keine andere Wahl, weil alle anderen Indianer und Cowboys im Dorf, mit denen ich im Kindergarten und in der näheren Umgebung die Zeit verbracht hatte, eingeschult wurden. Es war völlig undenkbar, ich könnte allein mir selbst überlassen ein weiteres Jahr die Gegend unsicher machen. Also wurde ich im Herbst 1950 als Fünfjähriger eingeschult. Ob das zu früh war, ist schwer zu beantworten. Sicher ist, dass ich bis zum Abitur vieles, was meine durchweg älteren Mitschülerinnen und Mitschüler umtrieb, nicht nachhaltig bewusst wahrnahm. Wenn bei späteren Klassentreffen Episoden aus der Schulzeit memoriert wurden, musste ich gelegentlich nachfragen, ob ich da auch mit dabei gewesen war.

Die Einschulung war, im Gegensatz zu heute, kein besonderes Ereignis. Ich hatte eine Schultüte, wurde von meiner Mutter begleitet und dann recht schnell der Obhut unserer ersten Lehrerin überlassen. Ereignisreicher war da schon das tägliche Gezerfe, ob man schon in kurzen Hosen zur Schule gehen könne oder ob noch einige Tage die kratzigen, langen Strümpfe zu tragen seien. Barfuß in die Schule zu gehen, kam wohl aus standesmäßigen Gründen nicht in Frage, weshalb ich im Sommer oft gezwungen war, Schuhe und Socken in einem großen Buchsbaumbusch im Vorgarten bis zum Unterrichtsende zu deponieren.

Einige Wochen vor der Aufnahmeprüfung in das Gymnasium, die damals als schriftliche Prüfung zu absolvieren war, bestellte unser Klassenlehrer Herr K., der uns leidenschaftlich und gelegentlich alkoholisiert mit Rohrstock und Kopfnüssen den Schulstoff näherzubringen versuchte, meine Mutter ein, um ihr zu eröffnen, dass ein Individuum, das täglich auf den Wiesen mit Pfeil und Bogen herumstreifte, kaum die Aufnahmeprüfung schaffen würde. Meine Mutter erschrak bis ins Mark. Nie wäre sie auf die Idee gekommen, dass es bezüglich dieser Prüfung zu einem Problem kommen könnte. Vermutlich war sie auch dem Trugschluss aufgesessen, sie hätte sich durch ihre Berufstätigkeit nicht ausreichend um den Sohn gekümmert. Die Eltern schickten mich daher zur schulischen Überbügelung einige Wochen zum stellvertretenden Schulleiter, Herrn Heinzmann. Der sah mit Brille und Fliege nicht nur aus wie ein Mensch gewordener Pädagoge, er war auch einer. Außerdem war er Imker. Er machte sich nach einer kurzen Überprüfung meiner Kenntnisse im Lesen, Schreiben und Rechnen allerdings keine übergeordneten Sorgen wegen der Aufnahmeprüfung. Während dieser Einzelsitzungen brachte er mir die Feinheiten des Briefe- und Aufsatzschreibens bei und weckte dabei in mir eine bis heute anhaltende Begeisterung für die Sprache, das Schreiben, das Formulieren und das Spiel mit Argumenten und mit der Spannung. An diese Stunden denke ich oft mit Dankbarkeit zurück.

Wie zu erwarten, bestand ich die Prüfung gleich mit dem schriftlichen Anlauf, eine mündliche Nachbesserung war gar nicht erforderlich. Ganz so geschmiert verlief meine gymnasiale Karriere, trotz einer sehr einprägsamen Einführung in den Schulalltag, allerdings nicht. Am ersten Schultag fuhr mich mein Vater mit dem Auto in die Schule nach Kirchheim/Teck. In den folgenden neun Schuljahren tat er das nie mehr. Er hatte sich an diesem, meinem ersten Schultag im Gymnasium, eine kurze Ansprache vorgenommen, die er dann in ungewohntem Hochdeutsch, den Blick natürlich verkehrsbedingt geradeaus, auf der langen, geraden Strecke zwischen Owen und Dettingen an mich richtete. Den

Wortlaut habe ich noch genau im Ohr. Die Rede begann mit einem etwas weihevollen Auftakt, den er bei solchen Anlässen oft wählte und von dem wir beide wussten, dass es nicht ganz ernst gemeint war, ein bisschen aber schon.

„Mein lieber Sohn, an dem ich großes Wohlgefallen habe, deine Mutter hat einen Beruf, den sie, so wie es aussieht, sehr gut ausübt. Ich habe einen Beruf, den ich, wie ich glaube, sehr ordentlich ausübe, und ab heute hast auch du einen Beruf, von dem wir annehmen, dass du ihn fleißig und ordentlich ausüben wirst. Wir gehen davon aus, dass du selbstständig für einen erfolgreichen Verlauf deiner Gymnasialzeit sorgen wirst.“

Etwas mulmig wurde mir dabei schon, denn seine Worte legten sich mit einem ungewohnten Druck auf mein bis dahin unbeschwertes, fröhliches Gemüt. So ernst hatte ich das neue Schulleben nicht eingeschätzt, jedenfalls hatte ich das Empfinden, dass soeben etwas Großes in Gang gesetzt worden war. Mit einem aufmunternden „Mach's gut!“ setzte er mich dann im Zentrum der alten Zähringerstadt vor der Präparantenanstalt, meiner neuen Schule, ab.

Unsere Lehrer waren abgebrühte Oberstudienratsknochen, deren einer zwei bis drei Minuten vor dem Ende der Unterrichtsstunde bereits schweigend seine Hand auf die Türklinke legte, um pünktlich mit dem Läuten den Hebel nach unten drücken zu können. Ein anderer, der eigentlich schon längst hätte berentet sein sollen und der schon meinen Vater unterrichtet hatte, verließ ein- bis zweimal die Unterrichtsstunde, um eine Zigarette zu rauchen. Da dies die Schulleitung naturgemäß nicht geschätzt hat, fragte er jedes Mal beim Zurückkommen: „War der Herr Direktor da?“

Er unterrichtete Mathematik in der Mittelstufe und wenn wir dazu keine große Lust verspürten, brachten wir das

Thema irgendwie auf seine Bienen, über deren immense Flug- und Sammelleistungen er dann bis zum Stundenende begeistert referierte.

Der eine oder andere Lehrer hatte wohl durch Kriegseinflüsse psychischen Schaden genommen. Einer war pädophil und machte sich während eines Zeltlagers an einem der Knaben zu schaffen. Er wurde daher vom Schuldienst suspendiert, um danach ungebremst im Kultusministerium eine neue Karriere zu starten, in der er zum Supervisor avancierte, was ihn in meinem vorletzten Schuljahr vorübergehend als Kontrolleur seiner unterrichtenden Kollegen wieder an die frühere Wirkungsstätte zurückbrachte. Der Lehrer für bildende Kunst war von der Berufung her eher Schauspieler und Maler als Lehrer und ließ in der Schule die Kulissen für seine häusliche Theaterbühne herstellen.

An meinen Musiklehrer erinnere ich mich sehr gut, ab und an war er sogar der Hauptakteur beklemmender Schulträume. Eine meiner großen Leidenschaften ist nämlich das Singen. Folglich schmetterte ich beim Zeugnissingen, anders als meine Mitschüler, immer begeistert aus voller Brust den Text. Leider fehlte es zumeist an der korrekten tonalen Umsetzung der Melodie, was er wohl als provokante, persönliche Beleidigung empfand. Ich merkte sehr wohl, dass es mit meiner Solosangeskunst nicht weit her war, und bat zur Verminderung der diesbezüglichen Defizite um Aufnahme in den Schulchor. Das führte bei diesem Musikpädagogen fast zur Schnappatmung und mit letzter Luft und hochrotem Kopf bügelte er dieses Ansinnen folgendermaßen ab: „Des hätt gerade noch gefehlt, dass du Schreier vom Tal mein schöna Chor versauscht.“

In den letzten Jahren hatten wir als Unterrichtenden in Mathematik keinen Lehrer, sondern einen quer eingestiegenen

Diplommathematiker, der uns Jungen auch im Sport unterrichtete. Er führte an der ganzen Schule Zucht und Ordnung ein, hielt Einweisungskurse im richtigen Tafelwischen ab und verprügelte uns Jungen während des Unterrichts, allerdings erst nach der Aufforderung: „Stehen Sie auf, verteidigen Sie sich!“

Die Qualifikation zum Abhalten des Sportunterrichts in der Oberstufe leitete er davon ab, dass er in der Hallenhandballoberliga einige Zeit als Torwart gewirkt hatte. Etwas Ahnung von Psychologie muss er gehabt haben, denn wenn in der Klasse der Ärger und Frust ihm gegenüber aufzukochen drohte, ließ er im Turnunterricht Raufball spielen und nahm höchstselbst an der Klopperei teil, was wie gewünscht die Aggressionen abbaute und im Sande verlaufen ließ.

Natürlich hatten wir auch normale, nicht psychisch traumatisierte oder merkwürdig strukturierte Lehrer. Jedenfalls verließ meines Wissens keine meiner Mitschülerinnen und keiner meiner Mitschüler gemütskrank oder mit gestörtem Seelenleben die Schule.

Meine wohlwollende Gestimmtheit der Schule gegenüber, die auch durch die allerseltsamsten Lehrer meist nicht getrübt werden konnte, und eine unreif-kindliche Naivität bewirkten, dass ich meine gesamte Schulzeit, abgesehen von wenigen ernsteren Wochen, als einen einzigen unterhaltsamen Traum erlebte. Gelegentlich mögen meine Eltern an meinem Verstand gezweifelt haben, wenn ich während der gesamten Schulzeit, nahezu täglich auf die Frage: „Wie war's in der Schule?“, antwortete: „Mir häbet lacha müssa!“.

Über meinen „Schülerberuf“ wurde zu Hause eigentlich nie gesprochen. Einen Elternabend zu besuchen, erwogen meine Eltern kaum, zumal das ihnen damals nicht als mangelndes Interesse an der schulischen Entwicklung ihres Sprösslings ausgelegt wurde. Im Gegenteil, das häufige Erscheinen von Elternteilen in der Schule galt bei Lehrern und Mitschülern eher als anrüchige Einflussnahme. So fand ein Großteil meiner schulischen Aktivitäten außerhalb der bewussten elterlichen Wahrnehmung statt, zumindest hatte ich diesen Eindruck.

Nach einer Lateinarbeit konnte mein Vater schon mal fragen: „Hast du bei der Übersetzung g'merkt, ob sich's um a Hochzeit oder um an Kriag g'handelt hat?"

Selten versuchte ich mich wegen vermeintlicher, „unvorstellbarer" schulischer Ungerechtigkeiten zu beklagen. Derartige Ansätze konterte meine Mutter locker folgendermaßen: „Wem erzählst du das? Du wirst es nicht glauben, ich war auch mal im Gymnasium."

Klagen über nach meinem Empfinden zu strenge häusliche Regeln den Benimm, die zeitliche Beschränkung außerhäuslicher Aktivitäten oder Lustbarkeiten betreffend, blockte sie zumeist mit folgendem Argument: „Du warst eben in der Auswahl deiner Eltern etwas unvorsichtig."

Meine Schulkarriere verlief allerdings nicht ganz ungestört. Während einer mehrmonatigen Phase war es nämlich mit meiner wohlwollenden Gestimmtheit der Schule gegenüber nicht so weit her. Von der Unter- in die Oberprima wurde ich ausnahmsweise mit zwei Haupfachfünfen versetzt. Der Grund für diesen Leistungsabfall war, dass ich mit dem Charakterbild meines Klassenlehrers nicht zurechtkam. Folgerichtig schlug ich meinen Eltern einen Schulwechsel vor. Diese Bitte veranlasste meinen Vater zu seiner zweiten Ansprache an mich während der neunjährigen Gymnasialzeit.

„Mein lieber Sohn, an dem ich manches Mal großes Wohlgefallen habe, du musst zur Kenntnis nehmen, dass ich mir meine Mandanten nicht aussuchen kann und mit jedem vernünftig umgehen muss. Deine Mutter kann sich ihre Patienten auch nicht aussuchen und sie bemüht sich, allen gerecht werden. Von dir erwarten wir, dass du mit deinen Lehrern auskommst."

In einem furiosen Endspurt verbesserte ich mich dann im Abitur in fast allen Fächern um ein bis zwei Noten, andernfalls wäre mein Traum vom Medizinstudium an der Numerus-Clausus-Hürde gescheitert. Die Freude an der Sprache und am Schreiben fand zum guten Ende auch noch ihren Niederschlag in der Verleihung des Scheffelpreises für den besten Abituraufsatz.

Dass man während seiner Schulzeit die grundlegenden Dinge des Lebens lernt oder lernen kann und dass man die für das Zusammenleben in der Gesellschaft erforderliche soziale Kompetenz erwirbt oder erwerben kann, wurde mir als Schüler nicht bewusst. Bewusst wurde mir, dass ich meistens gut unterhalten war und dass dauernd etwas Neues zu erleben war. Das Neue ging schon früh morgens auf der Bahnfahrt zur Schule mit all den Menschen im Zug los, die mit der Schule nichts zu tun hatten, und das Neue setzte sich dann tagsüber durch den dauernd wechselnden Unterrichtsstoff fort. Damals verließ man das Gymnasium als junger Mensch, der an der Universität unverzüglich in eigentlich jedem Studienfach dem Unterricht folgen konnte. Das ist heute nicht mehr so. Damals gab es in jeder Klasse lediglich einen oder zwei Schüler/innen, die in mehr als einem Hauptfach eine Eins im Zeugnis stehen hatten. Die politische Einflussnahme auf das Bildungsniveau durch die Kultusministerien führte zwischenzeitlich einerseits zu einer Inflation von Einserkandidaten bei den Schulabgängern der höheren Lehranstalten. Andererseits können die Entlassschüler der unteren Lehranstalten heute kaum noch rechnen, lesen und schreiben. Diese

Entwicklung ist die Folge einer ideologischen Verblendung und der Unterdrückung des gesunden Menschenverstandes in bundesdeutschen Kultusministerien.

Pflegedienst

Jeder angehende Arzt muss ein Pflegepraktikum absolvieren, Gott sei Dank! Vielleicht kann ja der eine oder andere während dieser Zeit feststellen, dass ein Einserabitur als Motivation, Arzt zu werden, nicht ausreicht und dass er besser Jurist oder Außenhandelskaufmann werden sollte, obwohl die guten Zeugnisnoten den Zugang zum Medizinstudium ermöglichen würden. Diejenigen, die dabei bleiben, haben während des Pflegepraktikums die Chance, zu sehen, wie ein Krankenhaus funktioniert, und zwar aus dem Blickwinkel der unteren Chargen. Noch besser und vor allem segensreicher für die spätere Krankenversorgung wäre es, wenn jeder angehende Arzt sich eine gewisse Zeit lang vom Pflegedienst und von den zukünftigen Kollegen als bettlägeriger „Kranker" behandeln lassen müsste. Da es heutzutage keine furchtlosen Stationsschwestern und keine Chefärzte der alten Sorte mehr gibt, die einem jungen Arzt beibringen, wie man sich als Arzt benimmt und wie ein Patient korrekt im Bett zu liegen hat, sollte der zukünftige Stationsarzt wenigstens am eigenen Leib verspürt haben, wie es sich anfühlt, wenn man tagelang mehr oder weniger unbeweglich in einem nicht perfekt gemachten Bett liegen muss.

Ich absolvierte das erste Pflegepraktikum vor Beginn des Studiums im nahe gelegenen Kreiskrankenhaus. Damals waren in diesem Krankenhaus noch alle Funktionsstellen im Pflegedienst von Diakonissen der Aidlinger Schwesternschaft besetzt. Auch die wenigen Pfleger waren vom evangelischen Pietismus geprägt. Nachdem ich mich bei der Oberschwester, heute würde man sagen, bei der Pflegedienstleiterin, vorgestellt hatte, wurde ich einer allgemeinchirurgischen Station zugeteilt.

Dieses Vorstellungsgespräch beeindruckte mich damals stark. Schon nach wenigen Minuten hatte ich begriffen, dass bei dieser feingliedrigen Diakonisse, die mich durch ihre randlose Brille so freundlich ansah, die Fäden der Macht in diesem Krankenhaus zusammenliefen. Fast blitzartig habe ich für mein ganzes späteres Leben gelernt, dass psychische Stärke, unbeugsamer Wille und Durchsetzungskraft sich oft bei den Personen finden, die auf den ersten Blick eher zurückhaltend und sanft, jedenfalls nicht unbedingt als kampferprobte Führungspersönlichkeiten, erscheinen.

In allen Krankenhäusern, in denen ich später gearbeitet habe, habe ich mich zu Beginn meiner Tätigkeit bei der Pflegedienstleitung vorgestellt, was, wie ich an den Reaktionen bemerken musste, durchaus ungewöhnlich war, sich aber im Nachhinein eigentlich als unabdingbar für eine fruchtbare Zusammenarbeit herausgestellt hat.

Auf der Station gab es, außer dem Stationszimmer, einen Saal mit zwölf Betten, zwei Zimmer mit vier bis sechs Betten, ein Kinderzimmer mit sechs Betten und ein Kämmerchen mit einem Bett für besondere Fälle. Ich wurde einem altgedienten Pfleger zugewiesen, von dem ich sehr viel gelernt habe. Da er in der Vorantibiotikaära ausgebildet worden war, kannte er viele Maßnahmen zur Behandlung chronischer Wunden ohne Heilungstendenz, die ich später mit Erfolg zur Beseitigung multiresistenter Keime auf Geschwüren anwendete. Was Zucker in der Erdbeermarmelade bei der Keimbekämpfung leisten kann, das leistet er auch in einem Geschwürskrater. Früher hatte man wegen der mit Komplikationen befrachteten Narkose und der Infektionsgefahr niemanden ohne zwingende Notwendigkeit operiert und erst wenn alle anderen Möglichkeiten ausgeschöpft waren, griff der Chirurg zum Skalpell. Also wurde zunächst das eigene Hirn bemüht, bevor die Hand zum Einsatz kam.

Jedes Mal, wenn ich ein nicht ordentlich gekühltes Bier trinke, denke ich daran, wie mit meiner Assistenz in der Chirurgie ein Harnleiterstein ohne operativen Eingriff ausgetrieben wurde. Der betreffende Patient hatte die Frage, ob er gern Bier trinken würde, bejaht. Daraufhin wies der Pfleger mich an, in der Kantine drei Flaschen Bier zu beschaffen. Ein warmes Bad wurde eingelassen, der Patient hineingesetzt und aufgefordert, das zwischenzeitlich leicht angewärmte Bier zu trinken. Ich saß als Aufsicht neben der Wanne. Nach der zweiten Flasche war sich der Patient nicht mehr so sicher, ob er jemals gern Bier getrunken hatte, und schließlich konnte er von der angewärmten Brühe keinen Schluck mehr hinunterbringen. Er wurde abgetrocknet und angezogen und musste sich dann in meiner Begleitung in möglichst hopserartigen Schritten im Treppenhaus hinauf und hinunter bewegen. Durch diese Maßnahme gebar er seinen Harnleiterstein unter der pharmazeutischen Wirkung des Hopfens, der treibenden Wirkung der Flüssigkeit und mit Hilfe der Schwerkraft ohne Eingriff nahezu schmerzfrei.

Spezielle pflegerische Tätigkeiten wie das Wechseln von Verbänden, Katheterisieren und das Verabreichen von Einläufen durfte ich erst erlernen, nachdem ich die Handgriffe der Grundpflege einigermaßen beherrscht hatte. Die zweite Stationsschwester war beauftragt, mich im Betten und Waschen von Patienten zu unterrichten. Morgens wurde jedes Bett hergerichtet, das Leintuch straffgezogen und an den Ecken sauber mit einer einzigen Falte umgeschlagen. Die Schwester auf der einen Seite des Bettes, ich auf der anderen. Dann wurde das Spanntuch zur Vorbeugung von Druckschäden der Haut angezogen, damit der Patient auf einer faltenfreien, glatten Fläche zu liegen kam. Beide Kopfkissen wurden aufgeschüttelt und nach einem bestimmten System wieder abgelegt. Morgens zeigte die Knopfleiste des Kissens Knöpfe nach oben zur Tür des Krankenzimmers, vor dem Mittagessen zur Tür mit Knöpfen nach unten, am Nachmittag zum Fenster, Knöpfe nach oben und zur Nacht zum Fenster, Knöpfe nach unten. In Sekundenschnelle konnte sich die Stationsschwester mit einem Blick durch den Türspalt überzeugen, ob das Bettenteam ordentlich gearbeitet hatte. Noch heute kann ich keinen Bettlägrigen sehen, ohne den Kissenzustand zu prüfen und gegebenenfalls zu verbessern. Einmal in der Woche wurden die Betten frisch überzogen. Das geschah auf der Station, mit den Kranken im Bett und den gehfähigen Kranken auf dem Nachtstuhl. Eine Bettenzentrale, die bei Bedarf in Folie verpackte frische Betten liefern konnte, gab es nicht. Die Bezüge der Deckbetten wurden mit langen Knopfleisten zugeknöpft. Die Schwester knöpfte von links und ich von rechts. Unausgesprochen artete die Knöpferei in einen Wettbewerb aus, wer zuerst in der Mitte war. Ich hatte lange Zeit das Nachsehen.

Der Höhepunkt des Tages auf der Station war die Chefarztvisite. Chef, Oberarzt, Assistenzärzte und die Stationsschwester marschierten in geordnetem Zug von Zimmer zu Zimmer. Da der Chefarzt selbstverständlich über den Pflegepraktikanten unterrichtet war und er sich wohl meiner Mutter kollegial verpflichtet fühlte, verfügte er, dass ich mich der Prozession anzuschließen hätte. Die Stubenfliegen waren ihm ein Gräuel. Sie waren für ihn der Inbegriff der Infektionsüberträger und daher drückte er mir höchstselbst eine Fliegenklatsche in die Hand mit der Aufforderung, diesbezüglich segensreich zu wirken. Wir gingen von Bett zu Bett und weil es kaum Fliegen gab und ich doch meine

Wachsamkeit unter Beweis stellen wollte, malträtierte ich nahezu jedes Deckbett mit der Klatsche, machte ausreichend Lärm und damit, zumindest beim Chef, einen guten Eindruck. Die Stationsschwester betrachtete dieses Treiben mit eher finsterer Miene, passend zur allgemeinen Stimmungslage. Während des täglichen Arbeitsablaufes wurde nämlich kaum gelacht und gesprochen wurde allenfalls über arbeitsrelevante Themen aus gegebenem Anlass. Allen zwischenmenschlichen Beziehungen gegenüber, besonders aber gegenüber Beziehungen zwischen Personen unterschiedlichen Geschlechts, herrschte eine nahezu feindliche Skepsis.

Der Moment, in dem ich in der Achtung des Chefarztes noch weit mehr stieg, sollte aber erst kommen. Ganz rechts in dem Bett an der Stirnseite des großen Saales lag ein Patient aus meinem Heimatort, der sich bei seiner Tätigkeit als Brennholzlieferant fast den gesamten rechten Daumen samt der halben Hand abgesägt hatte. Im Ort war das natürlich „Fleckengespräch" und beim Betten und Essenausteilen hatten wir beiden Oberlenninger natürlich viel miteinander zu bereden. Bei der Visite waren alle Verbände offen. Der Chefarzt prüfte den Heilungsverlauf und gab Anweisung, was weiterhin zu tun sei. Plötzlich fiel sein Auge auf den fleißigen Fliegenjäger und er winkte mich heran.

„Schauen Sie sich diese Hand an. Was ist das für eine Art von Verletzung?"

Ich wie aus der Pistole geschossen: „Das sieht mit den zerfetzten Wundrändern und entsprechend dem Schnittverlauf nach einer typischen Sägeverletzung aus."

„Sehr gut, Sie haben ein gutes Auge."

Der Patient und alle anderen „Eingeweihten" konnten sich glücklicherweise das Lachen verkneifen. Dafür lachten wir sehr viel später, als der Sägeverletzte dann in meiner Praxis Patient war, oft herzlich über diese Begebenheit.

Während dieses Pflegepraktikums habe ich außerdem gelernt, dass man sich in einem Heilberuf, in welcher Funktion auch immer, niemals den Anschein geben darf, man habe eine Anweisung oder einen Sachverhalt begriffen, wenn man bar jeder Ahnung ist. Mein Ausbildungspfleger beauftragte mich, einen Patienten, bei dem eine Leistenbruchoperation vorgesehen war, im Leistenbereich zu rasieren. Als ich ihm den Vollzug der Handlung meldete, fragte er, ob ich das „Scrotum" auch rasiert hätte. Nach neun Jahren Latein, kurz nach dem Abi, wollte ich nicht zugeben, dass ich nicht wusste, was ein „Scrotum" ist. Ich sagte forsch, ich hätte das „Scrotum" rasiert. Am anderen Morgen wurde der Pfleger von einer wütenden OP-Schwester in den Operationssaal zitiert, wo er vom Operateur vor der gesamten Mannschaft in die Pfanne gehauen wurde, weil man wegen des unrasierten „Scrotums" mit der Operation nicht hatte anfangen können. Das Nachrasieren bei einem bereits aufgelegten Patienten unter den Sterilbedingungen in einem OP ist eine heikle Angelegenheit. Der Patient wurde dann doch noch operiert und mein Ausbildungspfleger erschien mit versteinerter Miene auf der Station. Er eröffnete mir, dass er soeben stellvertretend für mich einen Anschiss hatte entgegennehmen müssen und dass das „Scrotum" der Hodensack sei und dass auch der säuberlich rasiert sein muss, wenn eine Operation in der Leistengegend vorgesehen ist.

Trotz dieser Fehlleistung brachte mir mein Mentor unzählige Tricks aus seinem Erfahrungsschatz bei, ganz besonders beim Katheterisieren von Männern, und dafür legte ich in meiner späteren Berufsausübung die eine oder andere Gedenkminute an ihn ein. Die Arbeit auf der Station war abwechslungsreich und ich wurde zunehmend von den Schwestern als Mitarbeiter akzeptiert. Damals habe ich zum ersten Mal den unmittelbaren Zusammenhang zwischen freudigem, pünktlichem und zielgerichtetem Einsatz und Anerkennung, am eigenen Leib verspürt.

Gelegentlich wurde ich mit einer jüngeren Diakonisse zum Betten eingeteilt. In ihrem Vorberuf war sie ausgebildete Klempnerin und freute sich auf einen Auslandseinsatz in Israel. Wegen ihrer mangelhaften Englischkenntnisse hatte sie große Bedenken. Eines Tages wurde sie zum Nachtdienst eingeteilt. Da ich schon lange einmal erleben wollte, wie es im Krankenhaus bei Nacht zugeht, schlug ich vor, mit ihr zusammen Nachtdienst zu machen, um dann in den Pausen mit ihr eine Konversation auf Englisch zu versuchen. Die Oberschwester zeigte sich erfreut über mein Interesse an der Nachtarbeit und als es so weit war, wurde ich zum Vorschlafen heimgeschickt. Am Abend erschien ich zum Schichtwechsel und staunte nicht schlecht, als mir die Stationsschwester eröffnete, dass meine Englisch-Konversationspartnerin nicht zum Nachtdienst eingeteilt sei. Tatsächlich kam eine sehr betagte Diakonisse, die man wohl aus dem Ruhestand reaktiviert hatte. Wegen einiger Arthrosen war sie stark gehbehindert und außerdem wegen dieses außerplanmäßigen Einsatzes richtig sauer. Als die anderen Schwestern gegangen waren, stellte sie mir einen Stuhl vor das Stationszimmer, holte sich einen Liegewagen und schloss sich im Stationszimmer ein. Ich hatte genug zu tun, bis endlich Ruhe eingekehrt war und ich auf meinem Armesünderstühlchen ausruhen konnte. Die Ruhe bekam mir nicht. Meine Gedanken kreisten ständig um die Patienten. Ich überlegte, ob sie Schmerzen hätten, und mit der Zeit dramatisierte sich meine Vorstellung dahingehend, der eine oder andere könnte still und unbemerkt das Atmen eingestellt haben. Voller Unruhe machte ich kurzfristige Kontrollgänge, prüfte den Zustand jedes Kranken, indem ich ihn mit der Taschenlampe anleuchtete, um dann beruhigt zum Nächsten weiterzugehen. Nach dem dritten Kontrollgang kam es zur Meuterei, weil sich meine Recherchen ausgesprochen ungünstig auf die Schlafqualität der Patienten auszuwirken begannen. Fortan verließ ich meinen Sitz nur noch dann, wenn das Aufleuchten der Rufanlage gezielt die Bedürfnisse eines Patienten anzeigte.

Pünktlich um Mitternacht erschien die Altschwester aus dem Stationszimmer und nahm mich mit zur Nachbarstation, wo die anderen Schwestern ein warmes Essen vorbereitet hatten. Nach dem Essen verschwand sie erneut und tauchte erst zum Schichtwechsel wieder auf.

Ein weiteres Beispiel der im Hintergrund über allem wachenden „Aufsicht" der Obrigkeit über die Schwestern konnte ich erleben, als ich selbst als Patient in diesem Krankenhaus stationär behandelt wurde. Nach dem erfolgreichen Wiederannähen meiner bei einem Autounfall abgescherten Nase durch den Allroundchirurgen musste ich einige Tage stationär behandelt werden.

Gelegentlich kamen Bundesbrüder und Studienkollegen zu Besuch, die sich aus dem Bierkasten unter dem Bett reichlich bedienten und manchmal nur schwer vom Singen abzuhalten waren. Die Betreuung durch das Pflegepersonal während meines stationären Aufenthaltes war eine dienstplanmäßige Meisterleistung der Pflegedienstleitung. Über die ganze Zeit betrat die Stationsschwester nur in Begleitung ihrer Stellvertreterin oder mit einem Arzt das Zimmer. Beim Betten und bei der Essensausgabe war jede damit beschäftigte Pflegekraft nur ein einziges Mal in meinem Zimmer. In einem rollierenden System wurde das gesamte Personal durchgewechselt, um eine engere Kontaktaufnahme zu dem Patienten und seinen Besuchern von vornherein unmöglich zu machen.

Während meines ganzen Studiums verbrachte ich die Ferien als Famulus in verschiedenen Krankenhäusern. Als Famulus hat man keine Anstellung und gehört eigentlich zu den Circumstantes, wie ein späterer Chef die untätig Herumstehenden in seinem Küchenlatein zu bezeichnen pflegte. Ich setzte meine pflegerischen Kenntnisse ein, um den Schwestern bei Bedarf auszuhelfen, und heftete mich an die Fersen erfahrener Assistenten, um noch während des Studiums die erforderlichen praktischen Grundkenntnisse und Fertigkeiten für den Ambulanz- und Stationsdienst zu erwerben. Die Herren schätzten das sehr, weil ich mich auch an ihrem Nachtdienst beteiligte. Da hatten sie zum einen eine Ansprache und Unterhaltung während öder Wartezeiten und zum anderen mehrte es ihr Ansehen, wenn sie als Könner vor den staunenden Patienten einem Anfänger die Feinheiten zum Beispiel der verschiedenen chirurgischen Nahttechniken demonstrieren konnten. Mit der Zeit durfte ich dann das Handwerkszeug selber zum Einsatz bringen und der Assistenzarzt stand daneben, um mein Tun zu überwachen. Als ich nach dem Studium meine ersten Stellen als Medizinalassistent antrat, konnte ich vom ersten Tag an mehr oder weniger selbstständig sinnvoll mitarbeiten.

Medizinalassistentenzeit im Ostalbkreis

Jetzt war es endlich so weit. Nach Beendigung des Studiums reiste ich frohen Herzens in den Ostalbkreis, um meine erste Stelle als Medizinalassistent an der Chirurgischen Abteilung eines Kreiskrankenhauses anzutreten. Laut Bestallungsordnung für Ärzte von 1953 war ein Medizinalassistent die Vorstufe eines Arztes nach dem Medizinstudium bis zur Bestallung als Arzt. Innerhalb von zwei Jahren sollte der angehende Arzt die erforderlichen praktischen Kenntnisse seines Berufes erlernen, denn während des Studiums wurden einem damals vornehmlich theoretische Kenntnisse vermittelt. Es blieb der eigenen Initiative überlassen, sich in den ausreichend bemessenen Semesterferien die grundlegenden praktischen Fähigkeiten zu erwerben, was ich in sämtlichen Semesterferien intensiv ausgenützt hatte. Der Medizinalassistent durfte rein rechtlich eigentlich nur unter Aufsicht arbeiten, in der Praxis sah das aber so aus, dass in allen Krankenhäusern die Medizinalassistenten mehr oder weniger die Stellen vollapprobierter Ärzte ausfüllten, allerdings für einen „Ausbildungszuschuss" von 668,00 DM im Monat. Samstagvormittag wurde gearbeitet, einmal in der Woche war Bereitschaftsdienst, das bedeutete meistens durchgehendes Arbeiten von morgens 7:30 Uhr bis am Folgetag nach Dienstende. Ein Nachmittag pro Woche war frei. Alle fünf bis sechs Wochen brachte man als Diensthabender das ganze Wochenende im Krankenhaus zu. Das störte mich alles überhaupt nicht, Hauptsache, ich konnte endlich damit beginnen, das zu tun, worauf ich seit Jahren hingearbeitet hatte und worauf ich mich die ganze Zeit über gefreut hatte.

Was diese chirurgische Abteilung zu einer absoluten Besonderheit im süddeutschen Raum machte, war die Person und die Persönlichkeit ihres Chefarztes. Ein begnadeter Chirurg, ausgebildet in einem damals berühmten Chirurgennetzwerk in der Landeshauptstadt, mit einer internistischen Fachausbildung was auch einmalig gewesen sein dürfte, humanistisch gebildet, von bezauberndem Charme oder tobend wie ein Berserker, je nachdem. Im Umgang mit seinen Assistentinnen und Assistenten, aber auch mit dem Pflegepersonal war er liebenswürdig oder er überschüttete sie mit beißender Ironie und vorher nie gehörten Kraftausdrücken. „Manneszucht" war eines seiner Lieblingswörter und es war ihm ein Anliegen, dieselbe bei seinen Mitarbeitern aufzubauen. Selbst kleinste Nachlässigkeiten ahndete er mit gnadenloser Strenge. Das alles kam den Patienten zu Gute. Man musste alle wesentlichen Labordaten und Befunde, hauptsächlich von Frischoperierten, im Kopf haben, wenn er einem im Treppenhaus begegnete und sich nach dem einen oder anderen Patienten erkundigte.

An mir verwirklichte der Chef seine Vorstellungen von „Manneszucht" mit besonderer Strenge, nicht weil ich faul oder nachlässig gewesen wäre, sondern um allen anderen Mitarbeiterinnen und Mitarbeitern unmissverständlich klar zu machen, dass es für mich in diesem Haus keine Sonderstellung geben würde. Diesen gelegentlichen Berserker sprach ich nämlich von Kindheit an als „Onkel" an. Meine Mutter hatte während des Krieges unter seiner oberärztlichen Fuchtel in einem großen Krankenhaus der Landeshauptstadt gearbeitet und die beiden Familien hatten einen relativ engen Kontakt bis zu seiner Berufung als Chefarzt in den Ostalbkreis gepflegt. Ich war also mit ihm per du, umging aber die direkte Anrede in dieser Form im Tagesgeschäft mehr oder weniger elegant. Von Anfang an war ich zu einer Art Blitzableiter für seine Ausbrüche geworden, auch wenn ich gelegentlich gar nicht den Anlass dafür geboten hatte. Mindestens einmal in der Woche bat er mich an dienstfreien Abenden zu sich nach Hause, wo wir in trautem Einverständnis bei lebhaften und interessanten Gesprächen die Bestände seines Weinkellers verminderten, gelegentlich unter Absingen von Bassarien. Auch das beherrschte er mit sonorer Stimme in beeindruckender Weise. Nebenbei hatte ich einen Intensivunterricht in Weinkunde und in der Stimmungssteuerung durch die entsprechenden Getränke bei Abendgesellschaften, bei denen ich als ein- und ausschenkende Servierkraft teilnahm. Das Verputzen der Getränkereste, nachdem sich der letzte Gast verabschiedet hatte, gab uns dann manchmal den Rest.

Im Klinikalltag lobte er freilich auch gelegentlich. Sein Lob war jedoch häufig nicht unmittelbar als solches zu erfahren, wie folgendes Beispiel zeigt.

Bei der täglichen Röntgenbesprechung, bei der alle aktuellen Röntgenaufnahmen vorgestellt und besprochen wurden, wurde vom Diensthabenden der vergangenen Nacht das Bild eines Handgelenks gezeigt. Der Patient war gestürzt, hatte sich mit der Hand auf dem Boden abgefangen und war wegen seines schmerzenden Handgelenks in die Ambulanz gekommen. An den verschiedenen Handgelenksknochen war eigentlich nichts zu sehen und der Diensthabende hatte demzufolge eine Prellung diagnostiziert. Der Chef war kurz vor dem Explodieren, schon waren Titulierungen wie „Lötfeil“ und „Mausmelker“ ausgesprochen, da sagte ich, auf gut Glück: „Des könnt' a Kahnbeinfraktur sei.“

Darauf der Chef: „Jetzt isch's ganga, der Henkel isch a ganz a Heller, der riecht an Furz im Dunkeln.“

Dazu muss man anmerken, dass sich eine Kahnbeinfraktur, wenn sie ganz frisch ist, manchmal röntgenologisch nicht darstellt und dass man den Bruchspalt erst nach einem oder zwei Tagen infolge der Knochenumbauvorgänge eindeutig diagnostizieren kann. Auch in diesem Fall war der Bruchspalt eigentlich nur dann zu sehen, wenn man ihn von vornherein im Kahnbein vermutet hatte.

Die Ausdrucksweise des Chefs bei einem Tadel war stets unmissverständlich. Bei einer Patientin, der der Magen vollständig entfernt worden war, gestaltete sich die postoperative Behandlung kompliziert. Eine Intensivstation gab es damals noch nicht und die Patientin lag in einem normalen Dreibettzimmer. Drei Infusionsständer, um das Bett verteilt, engten den Verkehrsraum stark ein. Die verschiedenen Infusionslösungen wurden mit unterschiedlichen Tropfgeschwindigkeiten nach einem penibel ausgerechneten Zeitplan zugeführt, was zu einer zusätzlichen Belastung des Pflegepersonals führte. Eines Nachts stolperte die Nachtschwester im Dunkeln über einen Infusionsständer und riss die anderen beiden auch noch mit. Die Zugänge mussten wieder frisch gelegt werden und die Flüssigkeits- und Kalorienverluste mussten ausgeglichen werden. Vor dem OP-Programm kam der Chef auf Station, um nach der Problempatientin zu sehen. Das nächtliche Unglück musste ihm berichtet werden, worauf es aus ihm herausbrach: „Oh, die Nachtdubbel mit ihre Kuhfladafüaß!"

Die Schwestern vergötterten den Chef, auch die OP-Schwestern, obwohl er gerade beim Operieren des Öfteren gotteslästerliche Ausdrücke benutzte. Bei schwierigen Präparationen hieß es dann: „Oh dreimal gezwirnte Scheiße" oder „Jesus meine Kuh frisst nicht" (... meine Zuversicht). gelegentlich auch: „Das walte Gott und seine hoch zu verehrende Frau Gemahlin." Wenn es besonders stark blutete, wandte er sich wegen Tupf- und Saugmaterial an die OP-Schwester, eine Nonne wie alle Funktionsschwestern im Hause: „Beatrix, jetzt brauche ihr ganze Brautaussteuer!"

In den ersten Wochen war ich einem Alt-Assistenten als „Diener" zugeteilt und wurde von ihm in die Stationsgeschäfte eingeführt. Eines Tages war er im Operationssaal unabkömmlich und die Schwestern konnten auf der Station nicht vernünftig weiterarbeiten, weil noch keine Visite stattgefunden hatte. Die Stationsschwester Sr. Ruperta, eine altgediente, sehr erfahrene und mit der Abgeklärtheit des Alters versehene, in sich ruhende Nonne, forderte mich auf, die Visite durchzuführen. Meine erste Visite als „Arzt". Wir besuchten die Kranken, ich sprach mit ihnen, machte die erforderlichen Verbandswechsel, alles lief ganz normal, bis ich nach dem dritten Zimmer das drängende Gefühl hatte, auch endlich einmal eine Anordnung zu treffen. Beim nächsten Patienten ordnete ich eine Blutsenkung an und Sr. Ruperta notierte, ohne mit der Wimper zu zucken, die Anordnung im Visitenbuch. Als wir das Zimmer wieder verlassen hatten, wandte sie sich zu mir und sagte ganz sanft mit einem milden Lächeln in den Augenwinkeln: „Herr Doktor, die Blutsenkung ist bei einem Frischoperierten nicht sehr aussagekräftig, die ist dann sowieso erhöht."

„Do hend Se au wieder recht", war meine Antwort, worauf sie die Notiz im Visitenbuch wieder ausstrich.

Ein Großteil der Ausbildung zum Arzt erfolgt durch das Pflegepersonal und jeder Neuling ist gut beraten, wenn er diesen Grundsatz beachtet. Alle Funktionsschwestern in diesem Haus waren Nonnen. Mit ihnen konnte man wunderbar zusammenarbeiten, weil sie eine lebensbejahende, geerdete Fröhlichkeit an den Tag legten und fest in der Realität wurzelnd durch ihren Glauben in diesem schweren Beruf gefestigt waren. Sie konnten herzlich über Witze lachen, und liebten fröhliche Feste, zum Beispiel in einem zum Krankenhaus gehörenden Waldhaus, zu dem ich sie an den freien Tagen gelegentlich mit dem Auto hinausfuhr, und bis ich dann mit dem letzten Transport ankam, waren Tische und Bänke auf der Wiese aufgestellt, eine kräftige Brotzeit hergerichtet und nach dem Essen wurde zur Klampfe gesungen. Das war für mich wieder einmal die Bestätigung dafür, wie wichtig eine losgelassene Harmonie in der Gemeinschaft Gleichgesinnter für ein ausgeglichenes Seelenlebeben ist.

Jede Stationsschwester sorgte rührend für „ihren" Stationsarzt. Das wurde besonders bei den eingeschobenen Frühstückspausen deutlich. Dass Essen und Trinken Leib und Seele zusammenhält, erfuhr ich unter dieser Fürsorge. Im Frühjahr hatte eine Grippewelle nahezu alle Kolleginnen und Kollegen außer Gefecht gesetzt. Ich war, außer dem Chef und dem Oberarzt, als einziger putzmunter. Das Operationsprogramm musste reduziert werden und wenn operiert wurde, durfte ich mit Chef und Oberarzt am Tisch stehen. In diesen Tagen nahm sich der Chef im Umgang mit seiner Assistenz deutlich zurück, selbst bei schwierig zu beherrschenden Operationsproblemen verzichtete er auf seinen Lieblingskraftspruch: „Oh Heiland, Mailand, Gottes-Kreuz-Bomba-Granada-Element ond bluadiger Hennadreck."

Ich musste allerdings zehn Tage lang Bereitschaftsdienst machen und verließ in dieser Zeit das Krankenhaus nur zum Wäschefassen ganz kurz. Während dieser Zeit wurde ich von den Schwestern geradezu verwöhnt. Tagsüber wurde ich auf den Stationen zu kleinen Imbissen gedrängt und die Nachtschwestern, die nächtens immer kochten, fragten mich jeden Morgen, was ich in der nächsten Nacht essen wollte. Ich war sozusagen auf Wunschkost. Diese „Behandlung" war nach zehn Tagen nicht mehr zu übersehen, ich hatte vier Kilo zugenommen.

Samstags wurde nicht operiert und so hatte der Chef die nötige Muße, auf allen Stationen gründlich Visite zu machen. Die samstäglichen Visiten bezeichnete er als „evangelische" Visiten nach dem Bibelspruch: „Suchet, so werdet ihr finden." Vom Staub auf den Türzargen über faltenfrei gezogene Spanntücher bis zu den Polsterungen der Schienen und natürlich den korrekten Sitz der Verbände, alles wurde penibel kontrolliert. Bei Nichtgefallen gab es deftige Anschisse, sodass gelegentlich eine oder auch einer der Angesprochenen heulend das Krankenzimmer verlassen hat. Da war es ratsam, in aller Herrgottsfrühe selber einen Durchgang zu machen, um bei der Visite dem Chef keinen Anlass zum Kritisieren zu geben. Mit der Zeit lernte man dann, die wesentlichen Dinge mit seinen Augen zu sehen, was er mit der Behandlung seiner nachgeordneten Ärzte wohl auch bezweckt hatte. Unmittelbar nach der frühmorgendlichen Röntgenbesprechung scharwenzelten die Assistentinnen und Assistenten um den Chef herum, um ihn zu einer frühzeitigen Visite auf ihre Station zu lotsen, weil nach der Visite sofort das Wochenende beginnen konnte. Ich bereitete mich dagegen in aller Ruhe auf das kommende Geschehen vor, denn auf meine Station pflegte er zuletzt zu kommen. Erstens war ich der einzige Ledige und zweitens stand er auf dem Standpunkt, dass ich das schnellste Auto hätte und somit immer noch frühzeitig genug zu Hause sei. Damit die Patienten nicht alles mitbekamen, wurde mitunter auch Lateinisch gesprochen. Das hört sich gebildeter an, als es war. Es handelte sich nämlich um stets wiederkehrende mehr oder weniger feststehende Redensarten, die selbst die „Nichtlateiner" bald auswendig konnten. Nach der Visite fielen dann vor der Zimmertür auf dem Gang gelegentlich Kraftsprüche, wie: „Bei Frau XY ist die zentralnervöse Schaltung äußerst mühsam" oder über einen Patienten: „Der stammt aus einer Gegend, da gibt's Leute ... der Chirurg isch noch nicht gebora, der die he macha könnt!"

Die Nachtdienste, bei denen der Chef Hintergrunddienst hatte, waren von ganz besonderem Reiz. Wenn man ihn mitten in der Nacht wegen irgendeines Problems anrief, fragte er lediglich: „Kannst du das oder nicht?" Traute man sich nicht zu, das Problem zu lösen, kam er unverzüglich und ohne Geschimpfe. Man durfte nur am Telefon keine Aussagen über den vorliegenden Fall machen, weil er sich nicht durch eine fremde Meinung beeinflussen lassen wollte, außerdem ging er davon aus, dass der nachgeordnete diensttuende Arzt sowieso nicht die richtigen Fragen gestellt hatte und dass er zudem noch nicht über die nötige Untersuchungserfahrung verfügte. In beidem hatte er wohl oft Recht. Er erörterte dann die Krankheitsvorgeschichte selbst mit dem Patienten und untersuchte ihn auch genau. Es war manchmal sehr erstaunlich, wie ganz anders die Patientenaussagen auf seine Art zu fragen waren und wie ganz anders sich nach seiner Untersuchung ein Krankheitsbild darstellte. Merkwürdigerweise war er bei solchen Gelegenheiten fast immer gut gelaunt und obwohl es die Unterbrechung seines Nachtschlafes unnötig verlängerte, zeigte er mir allerhand Besonderes wie bestimmte, nirgends nachzulesende Handgriffe und ausgefallene Nahttechniken. So viel in so kurzer Zeit wie bei den gemeinsamen Diensten mit dem Chef habe ich in der ganzen anderen Ausbildungszeit nicht gelernt.

Eines nachts hatte ich ihn gerufen, weil ich bei einem sehr stark übergewichtigen jungen Mann eine operationsbedürftige Blinddarmentzündung festgestellt hatte. Nachdem er den Patienten begrüßt hatte, fragte er:

„Wie alt sind Sie?"

„35 Jahre."

„Da haben Sie die Zeit ja gut genützt!"

Grundsätzlich gab es keinen Unterschied bei der Behandlung privatversicherter und kassenversicherter Patienten, außerdem richtete sich die Behandlung auch nicht nach der landläufigen sozialen Rangstufe der Patienten. Beispielhaft war die chefärztliche Reaktion, als ich ihn während seines Hintergrunddienstes kurz nach Mitternacht anrief, weil der Oberbürgermeister der Stadt sich zu dieser Unzeit eine kleine Kopfplatzwunde zugezogen hatte. Er brüllte in die Hörermuschel: „Und wenn des dr Papschd wär, wenn du des beherrscht, dann lass mich en Ruh!"

Diese Reaktion hatte ich eigentlich erwartet. Da ich mir die Behandlung dieser oberkommunalen Kopfplatzwunde sehr wohl zugetraut hatte und der Patient auch nicht nach einem höherrangigen Arzt verlangte, tätigte ich den Anruf aus einer vermeintlichen Informationspflicht heraus und nicht als Hilferuf. Bei jedem anderen Chef wäre das unumgänglich gewesen.

Medizinalassistentenzeit Gynäkologie – Geburtshilfe

Die kleine gynäkologisch-geburtshilfliche Abteilung des Kreiskrankenhauses, ein Chef zwei Assistenten, war von der Person des Chefarztes geprägt, der, selber Junggeselle, mindestens einmal am Tag verkündete: „Eine Frau ist mehr als ein Mensch."

Er musste es wissen, denn sein Leben war einerseits geprägt von Frauen, die weinten, weil sie keine Kinder bekamen, oder weinten, weil sie welche bekamen, obwohl sie keine wollten. Andererseits waren da die stramm pietistischen Diakonissen, die das ärztliche Tun auf seinem Fachgebiet voller Argwohn betrachteten. Während des Nachtdienstes riefen einen die Hebammen, um bei einer Gebärenden einen entlastenden Dammschnitt durchzuführen. Der Damm musste nach der Entbindung des Kindes wieder genäht werden. Eine Kontrolle der Dammnaht bei der nachgeburtlichen Visite durch den nächtlichen Operateur versuchten die Stationsschwestern jedoch mit allerlei Vorwänden zu verhindern. Diesbezüglich musste ich mich energisch durchsetzen.

Der Chefarzt schwebte bei der Visite über die Flure und auf die Frage, wie man irgendeine Angelegenheit regeln sollte, antwortete er stereotyp: „Machen Sie's, wie Sie's immer machen, Sie machen's immer richtig."

Wenn bei der Visite eine Mutter ihr Neugeborenes im Arm hatte, pflegte er zu sagen: „Ein schönes Kind, dem Vater wie aus der Wade geschnitten."

Der Chef war ein guter Operateur und ein geschickter Geburtshelfer. Einmal kam er bei einer Geburt jedoch gehörig ins Staunen. Es handelte sich um eine Zwillingsgeburt, beide Kinder waren auf natürlichem Wege geboren und das Geburtsteam wartete auf die Entwicklung des Mutterkuchens.

Als längere Zeit nichts passierte und auch keine Wehen auftraten, entschloss er sich zum Nachtasten. Völlig konsterniert rief er aus: „Du meine Güte, da gibt mir einer die Hand."

Unter Mithilfe der Hebamme entband er ein drittes Kind, von dessen Existenz keiner eine Ahnung gehabt hatte. Dabei ist im Nachhinein zu bedenken, dass es noch keinen Ultraschall gab und auf dem Röntgenbild wegen ungünstiger Projektion nur zwei Kinder zu sehen waren. Den Kindern und der Mutter ging es gut und das Geburtsteam war hochgradig erleichtert denn eine Drillingsgeburt auf natürlichem Wege in einem Kreiskrankenhaus kommt einer Sensation gleich. In den folgenden Tagen musste ich mein Organisationstalent strapazieren. Ich besorgte für die plötzlich angewachsene Familie eine Haushaltshilfe für mehrere Wochen und brachte außerdem die Babynahrung liefernde Firma dazu, die Nahrung für die Drillinge in deren erstem Lebensjahr kostenlos zu liefern.

Medizinalassistentenzeit im Schwarzwald

Fast ein Jahr arbeitete ich während meiner Ausbildung an der Inneren Abteilung eines Kreiskrankenhauses im Schwarzwald. Als Medizinalassistent war ich mittlerweile dort in der Krankenhaushierarchie eine Stufe aufgerückt. Ich war nämlich in diesem Haus bereits mehrmals während der Semesterferien als Famulus tätig gewesen, um die handwerklichen Fähigkeiten und auch die Grundbegriffe der Notfallbehandlung zu erlernen, um nicht später als Medizinalassistent verloren und nutzlos, weil bar allen praktischen Könnens, in einer Klinikambulanz herumzustehen. Ich kannte also die Örtlichkeiten und alle Mitarbeiter. Der Umgang miteinander war sehr freundlich, fast familiär und die Tätigkeit fand fast dauernd unter dem registrierenden Auge des ausbildenden Chefs statt, also die perfekte Lehrstelle.

Eine weitere Eigenart in diesem kleinen Kreiskrankenhaus war, dass man als diensthabender Arzt außerhalb der üblichen Arbeitszeit auf der eigenen Abteilung für die anderen beiden Abteilungen Chirurgie sowie Frauenheilkunde und Geburtshilfe mit zuständig war. Aus diesem Grund nahm ich meine Arbeit dort erst auf, nachdem ich mir in den Fächern Chirurgie und Frauenheilkunde/Geburtshilfe bereits die ersten Sporen und Grundkenntnisse in anderen Kliniken erworben hatte.

Bezeichnend für die Atmosphäre im Haus war die Eigenart einer Veteranin der Nachtschwesternzunft, die, inzwischen kurz vor der Berentung, fast ihr ganzes Arbeitsleben lang ausschließlich als Nachtwache tätig gewesen war. Wenn sie abends auf Station kam, kochte sie nach der Übergabe zuerst einen großen Topf Pfefferminztee, den sie dann mit Zitronensaft verfeinerte. Winters hielt sie den Tee warm, sommers kühlte sie ihn mit Eis. Wenn bei Nacht ein Patient eingewiesen wurde oder zur Behandlung in die Ambulanz kam, weckte sie einen nicht telefonisch, wie das in anderen Kliniken üblich war, sondern sie kam ins Dienstzimmer, rüttelte einen vorsichtig an der Schulter, sagte: „Bua, wach auf, Kundschaft" und stellte eine Tasse ihres Pfefferminztees auf den Nachttisch. Kein Wunder, dass schon der Geruch von Pfefferminztee mit Zitrone eine Wunderwelt von Vorstellungen in mir weckt.

Die Nachtwache der inneren Abteilung schreckte mich einmal in aller Herrgottsfrühe aus dem Tiefschlaf: „Herr Doktor, kommen Sie bitte auf Station zu Frau M. Sie wurde gestern wegen Bauchschmerzen aufgenommen, sie ist einige Tage vor dem errechneten Geburtstermin. Wehen kann ich nicht ableiten aber sie hat zunehmende Schmerzen. Ich habe sie eben wegen starkem Stuhldrang auf den Nachtstuhl gesetzt."

In Sekunden war ich angezogen, weil ich vor dem Zubettgehen meine Kleider auf die richtige Seite und in der richtigen Reihenfolge zum Anziehen abgelegt hatte, was ich automatisch auch heute noch tue. Im Geschwindschritt erreichte ich die Station. In dem Augenblick, in dem ich ins Zimmer hastete, dröhnte ein Gepolter durch den Raum, als ob ein voller Sack Kartoffeln in einen Metalleimer ausgeschüttet würde. Das Kind war ohne Zutun der Mutter per Sturzgeburt zur Welt gekommen und direkt in den Nachttopf gefallen. Ich nabelte das Neugeborene behelfsmäßig unter der darüber sitzenden Mutter ab, saugte ihm Schleim aus Mund und Rachen, wickelte es in meinen Mantel und sprintete mit ihm einen Stock höher in den Kreissaal. Dort konnte das Kind dann ordentlich versorgt werden. Es war ausgetragen, schrie und strampelte ganz lebensfrisch, sodass es nicht verlegt werden musste. Gar zu gerne hätte ich später gewusst, ob es für seinen zukünftigen Lebensweg irgendwie vorbestimmend gewesen ist, dass es in einem Nachttopf das Licht der Welt erblickt hat.

Wie schon gesagt, hatte ich meine chirurgische Grundausbildung in einem Kreiskrankenhaus im Ostalbkreis absolviert. Wir waren dort eine richtig gute Truppe und wenn wir nicht ausgelastet waren, sagte die besonders tatendurstige Ambulanzschwester: „Oh, wenn doch einmal in der Nähe ein voll besetzter Omnibus umfallen würde!"

Man soll solche Dinge nicht beschreien. Wenn dann so etwas passiert, sind die Begleitumstände bestimmt nicht so günstig wie in dem Moment, in dem man einen derartigen Wahnsinnsgedanken äußert.

Morgens, gegen 4:30 Uhr, im Januar bei Nebel und Blitzeis kam doch tatsächlich ein voll besetzter Omnibus, der Schichtarbeiter aus den umliegenden Schwarzwalddörfern nach Sindelfingen zum Daimler bringen sollte, ganz in der Nähe des Krankenhauses von der Straße ab und kippte um. In der Klinik waren wir personell für die Versorgung einer derartigen Verletztenschar nicht gut aufgestellt, erst recht nicht mit der Nachtdienstbesetzung. Eine Schwester aus der Ambulanz, eine Schwester von der chirurgischen Station, ein Röntgen- und Laborassistent und ich als Arzt. Die telefonisch sofort angeforderte Verstärkung konnte wegen der Straßenverhältnisse nicht kommen. Andererseits hatte das Blitzeis auch ein Gutes, die Verletzten konnten nur in ganz kleinen Schüben vom Rettungsdienst ins Krankenhaus gebracht werden. Glücklicherweise gab es keine Schwerverletzten. Fast alle Verletzungen waren identisch. Prellungen und Schürfwunden auf der einen Körperseite, je nachdem, ob der Verletzte rechts oder links in dem Fahrzeug gesessen hatte. Drei Patienten mussten wegen Rippenbrüchen stationär aufgenommen werden. Alle anderen konnten nach ambulanter Versorgung die Klinik wieder verlassen. Die Hauptschwierigkeiten, mit denen wir zu kämpfen hatten, waren eher bürokratischer Natur. Der innerbetriebliche Schriftverkehr und die Dokumentation hätten uns lahmgelegt, wenn wir das übliche Verfahren des Normalbetriebs angewandt hätten. Der Röntgenassistent, ein ganz alter Hase mit Fronterfahrung aus seiner östlichen Heimat, drückte mir in aller Eile ein narrensicher funktionierendes Nummern- und Abkürzungssystem aufs Auge. Nachdem sich die Wogen gelegt hatten, mussten wir die von der Verwaltung und der Berufsgenossenschaft vorgeschriebenen und für die Dokumentation unerlässlichen Schriftstücke in einer zusätzlichen Sonderschicht nachliefern. Das war in meinem ganzen Berufsleben das einzige Mal, dass ich Fließbandarbeit abliefert habe.

Das Kreiskrankenhaus, das sich heutzutage als moderner Neubau präsentiert und mit allen Feinheiten der Medizintechnik ausgestattet ist, war damals in einem alten Gebäude untergebracht, Einrichtung und Ausstattung waren leicht antiquiert und doch wurde gute Medizin gemacht. Der chirurgische Chef war ein älterer Grandseigneur, ganz alte Schule und so richtig chirurgisch, das heißt, für die feinen Untertöne war er nicht zuständig. Die Schmisse, die er sich als schlagender Verbindungsstudent im Gesicht eingefangen hatte, komplettierten seine Erscheinung. Seinen Assistenten gestattete er mit Ach und Krach, dass sie sich, wenn sie ihm beim Röntgen assistieren mussten, mit einer Bleischürze vor den Strahlen schützen durften. Er selbst verzichtete auf derartige „Kindereien". Gelegentlich sagte er: „Was soll der Quatsch mit den Strahlen, ich sehe und ich spüre keine."

Mein Chef, der Internist, war auch nicht ganz die filigrane Persönlichkeit, zumindest nicht von der Statur her. Er hatte ein immenses Wissen und er war sehr praktisch-technisch veranlagt, was besonders in der Notfallbehandlung bewundernswert war, auch hatte er einige Diagnosegeräte durch Umbauten verbessert. Eines Tages wurde ein junger Mann mit eingetrübtem Bewusstsein gebracht, der sich versehentlich oder suizidal absichtlich in einer Werkstatt eine unbekannte Substanz einverleibt hatte und dessen Hautfarbe zunehmend von hellrosig zu grau-blau wechselte. Gleichzeitig nahm seine Atemnot zu und er wurde bewusstlos. Niemand hatte eine Ahnung, mit welchem Mittel er sich vergiftet hatte. Im Blutbild zeigte sich, dass bereits ein erheblicher Teil des roten Blutfarbstoffes inaktiviert war. Das Gift hatte die roten Blutkörperchen angegriffen und den Blutfarbstoff verändert. Heute würde man eine Blutwäsche mit einer künstlichen Niere durchführen. Ein solches Gerät gab es damals in Kreiskrankenhäusern nicht, es gab nicht einmal eine Blutbank, aus der wir Ersatzblut für einen Austausch hätten entnehmen können. Allerdings gab es die Kaserne der Fallschirmjäger der Bundeswehr am Ortsrand und wir hatten eine Liste der blutspendewilligen Soldaten. Dem Offizier vom Dienst wurde das Problem geschildert und bereits nach Minuten preschte ein Bundeswehrfahrzeug mit Blaulicht in den Hof. Zwei Träger der angeforderten Blutgruppe sprangen heraus und spurteten ins Labor, wo ihr Blut mit dem Blut des Empfängers gekreuzt wurde. Mein Chef begutachtete die Blutreaktion und brachte die Soldaten in den Ambulanzraum, wo der Patient mittlerweile einen Drahtseilakt zwischen Leben und Tod vorführte. Einer der Soldaten wurde auf einer Trage neben den Patienten gelegt, mit den Beinen zum Kopf des Kranken. Ich punktierte die Armvenen der beiden und verband sie mit einem Schlauchsystem über einen Dreiwegehahn miteinander. Bereits nach wenigen Minuten entnahm ich dem Kranken mit einer Spritze 20 ml Blut, das nach Umstellen des Dreiwegehahns in eine Schale verworfen wurde. Wieder stellte ich den Hahn um und entnahm dem blutspendenden Soldaten 20 ml Blut, das ich nach Umstellen des Dreiwegehahns in die Vene des Patienten injizierte. Zügig wurde Portion um Portion übertragen. Keiner sprach ein Wort, eine unerhörte Spannung lag über uns allen. Langsam zeigte das frische Hämoglobin Wirkung. Der Patient atmete ruhiger, seine Gesichtsfarbe verlor das beängstigende Grau-Blau, sein Bewusstsein hellte auf, er begann, seine Umgebung zu mustern, und registrierte, dass er eben ganz nah an der Kante vorbeigeschrappt war. Wir entspannten uns alle und plötzlich hatte jeder etwas zu sagen. Am wenigsten sagte der Chef. Immer wieder streichelte er den Kopf des jungen Mannes und sagte: „Kerle, Kerle."

Alle Schwaben im Raum wussten augenblicklich, was er eigentlich hatte sagen wollen, nämlich: „Oh Kerle, wie kann mr bloß so an Scheiß macha? Jetzt send mr aber froh, dass des noch mal gut ausgegangen isch. Aber en Zukunft fei besser aufbassa."

Die letzten Monate während meiner Tätigkeit im Schwarzwald war ich nicht mehr Medizinalassistent, sondern nach der Approbation ein staatlich anerkannter Arzt. Das wirkte sich aber weder auf Umfang oder Art meiner Tätigkeit noch auf das Gehalt aus.

Es ist ein eigenartiges Gefühl, wenn man während des Nachtdienstes Herr über ein ganzes Krankenhaus ist, wenn alle anderen Kollegen nach Hause gegangen sind und wenn auf den Stationen und in der Ambulanz die Nachtwachen eingezogen sind und man mehr oder weniger ganz allein auf sich gestellt ist. Während eines solchen Dienstes, der sich bis gegen 20:15 Uhr ganz gemütlich angelassen hatte und bei dem ich mich bereits auf die Übertragung eines attraktiven Qualifikationsspiels der deutschen Fußballnationalmannschaft für irgendein internationales Turnier freute, erschien in der Ambulanz ein junger Mann, der einen Abszess am Hinterteil hatte und der besonders beim Sitzen über höllische Schmerzen klagte. Als ich schon die Fußballübertragung aus meiner Wunschliste streichen wollte, kam mir die erlösende Idee. Zuerst fragte ich den jungen Mann scheinheilig, ob er es nicht bedaure, dieses interessante Spiel nicht sehen zu können. Und wie er das bedaure, meinte der, aber das Zusehen sei halt wegen der Schmerzen im Sitzen auf keinen Fall ein Genuss. Jetzt war es ein Leichtes, ihn dafür zu begeistern, dass er, schmerzarm in Bauchlage, zusammen mit mir das Fußball-Länderspiel doch noch würde live sehen können. Ich legte ihn in Bauchlage auf einen Liegewagen, den ich ins Kasino schob und vor dem Fernsehgerät abstellte. Nach dem Spiel, das die Deutsche Mannschaft gewann, musste ich den völlig begeisterten Patienten erst daran erinnern, dass er nicht zum Fernsehen ins Krankenhaus gekommen war und dass nun der Abszess eröffnet werden musste. Durch Vereisung machte ich eine Region der Hinterbacke schmerzfrei, entleerte den Abszess und tamponierte die Höhle, ohne dass der immer noch selig Dahinschwebende viel Schmerz verspürte. Ganz selten liegt man bei der ARD auch mal in der ersten Reihe.

Hautklinik

Die Kassenärztliche Vereinigung Nordwürttemberg, die für die Sicherstellung der ärztlichen Versorgung der Bevölkerung in ihrem Bereich zuständig ist, hat 1970 einen Versuch unternommen, dem drohenden Mangel an Allgemeinmedizinern zu begegnen. Zur Förderung der Ausbildung von Allgemeinmedizinern wurde ein Programm aufgelegt, demzufolge einem als Allgemeinarzt niederlassungswilligen Arzt persönlich eine voll dotierte Assistentenstelle zugeteilt werden konnte. Ich war im KV-Bereich Nordwürttemberg der erste junge Arzt, dem so eine Stellenausstattung zugesprochen wurde und mit dieser Stelle konnte ich mich bei einer Klinik meiner Wahl zur Weiterbildung zum Facharzt für Allgemeinmedizin bewerben. Voraussetzung war, dass ein durch meine zusätzliche Einstellung frei gewordener Inhaber einer regulären Assistentenstelle während meiner Weiterbildungszeit einen niedergelassenen Allgemeinarzt zu vertreten hatte.

Ausgestattet mit einer Assistentenstelle bewarb ich mich an der Universitäts-Hautklinik in Tübingen für eine halbjährige Weiterbildung. Der Klinikchef war hocherfreut, etwas gegen den drohenden Allgemeinmedizinermangel tun zu können, und außerdem sonnte er sich in dem Alleinstellungsmerkmal seiner Klinik, einen derartigen Exoten auszubilden. Das hatte für mich zur Folge, dass er mich bei allen seinen in- und ausländischen Besuchern vorführte, mich zum Vorlesungsassistenten machte, um immer ein Auge auf meine Ausbildung zu haben und dass ich als Exot unter seinen Mitarbeitern so etwas wie Narrenfreiheit hatte.

Als Vorlesungsassistent hat man die Aufgabe, für die Hauptvorlesung des Klinikchefs Patienten mit besonders interessanten Krankheitsbildern in der Klinik aufzuspüren und sie eine Stunde vor der Vorlesung in der Bibliothek interessierten Studenten in einem Kurzvortrag vorzustellen, damit sie das Krankheitsbild aus der Nähe in Augenschein nehmen konnten. Anschließend wurden die Patienten dem Chef zur Demonstration im Hörsaal zugeführt. Das hatte den Vorteil, dass man sich mit diesen Krankheitsbildern genauestens auseinandersetzen musste, um die Fragen der Studenten beantworten zu können, und zudem konnte man sich in der ganzen Klinik alles Besondere an Krankheiten und Diagnosemöglichkeiten sowie Behandlungsmethoden exklusiv zeigen lassen. Für die wissenschaftlichen Mitarbeiter war ich ja kein Konkurrent in ihrer Universitätslaufbahn oder Facharztausbildung, sodass fast jeder mich mit Interesse in die Feinheiten seines Arbeitsbereiches einweihte. Nur einmal ignorierte eine Noch-nicht-Fachärztin, aber bereits Porschefahrerin, meine Bitten um Unterweisung im fachgerechten Anlegen von Kompressionsverbänden beharrlich. Daraufhin rief ich den Vertreter einer der führenden Hersteller von elastischen Binden, der mit der Klinik glänzend im Geschäft war, an und bat um einen Besuch zwecks Verbandsnachhilfe. Der fühlte sich durch das Ansinnen bauchgepinselt und erschien nach kurzer Zeit. Gewohnheitsmäßig machte er zunächst dem Chef der Klinik seine Aufwartung, was dazu führte, dass er es nicht mehr bis zu mir schaffte. Auf die Frage des Klinikchefs, was sein außerplanmäßiger Besuch zu bedeuten habe, unterrichtete er ihn über meinen Anruf. Daraufhin erhielt ich einen exklusiven Verbandskurs und die Kollegin schlich einen Tag lang mit verheultem Gesicht durch das Haus.

Arzneimittelfirmen bemühen sich ganz besonders um den Facharztnachwuchs als zukünftige Rezeptaussteller. Eine Pharmafirma richtete daher jahrelang Skirennen zwischen den Mitarbeitern der Chirurgischen Klinik und der Inneren Klinik aus. Als begeisterter Skifahrer machte ich dem obersten Dermatologen die Teilnahme seiner Klinik an diesem Wettbewerb schmackhaft und da diese Arzneimittelfirma auch allerhand Salben und andere Hautbehandlungsmittel im Sortiment hatte, wurde die Hautklinik auch zu diesem Rennen eingeladen. In den Wochen vor dem Rennen lag auf der Alb so viel Schnee, dass wir regelmäßig trainieren konnten. Wir fuhren in der Mittagspause auf die Alb, preschten mehrmals durch die Stangen und kamen dann mehr oder weniger pünktlich wieder in die Klinik, wo wir uns im Labor mit in den Pilz- und Bakterienbrutöfen gegarten Bratäpfeln wieder aufwärmten. Die nicht zu vermeidenden Verspätungen wurden vom Klinikchef ausdrücklich entschuldigt. Als wir schließlich bei dem Rennen hinter der inneren Klinik den zweiten Platz belegt hatten, war unser Chef stolz wie Oskar. Er hatte noch einen Uraltvertrag, der ihm für jedes belegte Bett täglich einen bestimmten Betrag einbrachte. Allabendlich steckte er beim Verlassen der Klinik seinen Kopf in die Pförtnerloge und von dort ertönte eine Kasernenhofstimme, die man im ganzen Treppenhaus hören konnte: „Hundertfünfunddreißig Betten belegt, Herr Professor."

Das Erste, was jeder angehende Hautarzt in seiner Facharztausbildung lernte, war, dass nur dann ein Patient entlassen werden durfte, wenn an demselben Tag wieder ein Anwärter für das Bett aufgenommen wurde.

Mein Hauptarbeitsbereich war an der Abteilung für Venenerkrankungen, deren Chef ich in ganz Europa zu den Phlebologenkongressen herumchauffiert habe. Auf diesen Reisen habe ich natürlich viel mehr gelernt als im Klinikalltag. Wie die meisten universitären Klinikoberen verfolgte er auf seinem Fachgebiet, quasi als Steckenpferd, eine

Wunschvorstellung, die er liebend gerne wissenschaftlich abgesichert hätte. Er hielt es mit Churchill, der gesagt haben soll: „Sport ist Mord." So hatte er sich in den Gedanken verrannt, dass sich Fußballspieler durch das Tragen von Stutzen mit der Zeit ein Venenleiden zuziehen könnten, weil die Haltebänder oder Gummis der Stutzen den venösen Rückstrom des Blutes am Unterschenkel nachhaltig beeinflussen würden. Für alle seine Mitarbeiter war es daher selbstverständlich, aussagekräftige Kandidatenbeine für die Stützung seiner These zu beschaffen. Bei jedem neu aufgenommenen Patienten wurde also speziell nach seiner fußballerischen Vergangenheit und Gegenwart gefragt. Die sichtliche, fast kindische Freude des Chefs über jeden venenkranken Fußballer war ein starker Ansporn für uns. Eines Tages untersuchte ich einen Patienten, der für sein jugendliches Alter recht ausgeprägte Krampfadern hatte, und verhandelte mit ihm einen stationären Aufnahmetermin für die Verödung der Krampfadern. Die Terminierung erwies sich als etwas schwierig, weil der junge Mann meine Terminvorschläge meistens mit der Bemerkung zurückwies: „Do kann e net, do muaß i spiela."

Schließlich konnten wir uns auf einen Termin einigen und nach einiger Zeit nahm ich den Patienten auf. Bei der Eingangsuntersuchung fragte ich ihn, wie lange er schon spiele, und er meinte, in seiner Familie seien alle spielwütig, sodass er bereits seit seinem sechsten Lebensjahr spiele. Ich witterte in seiner Familie noch eine reiche Ausbeute an venenkranken Spielern und merkte den Patienten für die Venenvorlesung des Chefs vor. Im voll besetzten Hörsaal fragte der auf Wolken schwebende Professor den Patienten, nachdem er dessen Leiden vorgestellt und die mutmaßliche, leider noch unbewiesene Ursache desselben kurz angedeutet hatte, leutselig und fußballerisches Spezialwissen vortäuschend: „Herr Beuerle, auf welcher Position spielen Sie denn normalerweise?"

„Normal spiele Flügelhorn, aber manchmol au Zugposaun."

Begleitet von dem Gelächter der Studenten massakrierte mich der Professor mit Blicken. Diese durch Übereifer hervorgerufene Fehlleistung kostete mich, zumindest vorübergehend, die wohlwollende Wertschätzung meines direkten Chefs.

Kinderklinik

Das eine Jahr Weiterbildung in der Städtischen Kinderklinik Stuttgart war für meine spätere Tätigkeit als Allgemeinarzt eine der Säulen meiner klinischen Ausbildung. Die einzelnen Abteilungen der Klinik waren in verschiedenen Häusern untergebracht. Ich arbeitete im Viktor-Köchl-Haus, heute Therapeutikum am Kräherwald, in der Nähe des Bismarck-Turms auf Stuttgarts Höhe. Der Behandlungsschwerpunkt lag in diesem Haus bei den Infektionskrankheiten, den allgemeinen Kinderkrankheiten und bei Entwicklungs- und Bewegungsstörungen von Kindern. Ich genoss jeden Tag meiner Ausbildung in der Kinderklinik, was vielleicht auch daran lag, dass ich mir wohl einen rechten Kindskopf bewahrt hatte, wie es die Stationsschwester Therese auf den Punkt brachte. Mit den Kindern baute ich Drachen und ließ sie auf der Dachterrasse des Viktor-Köchel-Hauses auf Stuttgarts Höhe steigen. Besonders Tapfere beim Blutabnehmen durften, auf meinem Schoß sitzend, im Hof das Auto lenken und ein Fünfjähriger durfte bei mir unter der begeisterten Aufsicht seiner Zimmergenossen als Belohnung für sein Stillhalten bei der Blutabnahme selbst eine Blutabnahme vornehmen.

Von der Sr. Therese, einer Kinderkrankenschwester wie aus dem Wunschbuch, in sich ruhend und von imponierender Fachkenntnis, habe ich viel gelernt. Wickeln, Waschen und Baden von Säuglingen und Kleinkindern und vor allem den Umgang mit Kindern mit einem frühkindlichen Hirnschaden. Zu ihnen erlangt man schwer einen Zugang, wenn überhaupt. Vor allem das Füttern dieser armen Würmer war eine nervenaufreibende Angelegenheit. Da ihr Körper nicht auf einen energiezehrenden Austausch mit der Umgebung ausgerichtet ist, aßen sie nur zögerlich, fast widerwillig. Auch wenn ein emotionaler Austausch mit ihnen oft kaum möglich war, konnte man feststellen, dass sie seismografisch genau registrieren, was mit der Person los war, die sie im Arm hielt. War man unkonzentriert oder angespannt, war das Füttern nahezu unmöglich. Dann musste Sr. Therese einspringen und siehe da, von ihr wurde Breilöffelchen für Breilöffelchen angenommen. Die körperliche Grundversorgung der Kinder war natürlich nicht meine Haupttätigkeit, aber ich nahm jede Gelegenheit wahr, mich auf diesem Gebiet fit zu machen.

Mit den Kindern kam ich wunderbar aus, mit deren Müttern manchmal nicht so gut. Mit den Kolleginnen verstand ich mich gut, nachdem ich mich daran gewöhnt hatte, dass sie jeden neuen Dienstplan sofort nach seinem Erscheinen zu Makulatur machten, weil ihnen urplötzlich siedend heiß einfiel, dass sie justament an den Tagen, an denen sie zum Dienst eingeteilt waren, schon monatelang feststehende, unaufschiebbare, nahezu lebenswichtige Termine hatten. Das war nicht nachzuvollziehen, da der für den Dienstplan zuständige Oberarzt jede von ihnen vorher gefragt hatte, an welchen Tagen sie verhindert sei, den Bereitschaftsdienst zu übernehmen. Ein Kollege ist mir während meiner Ausbildung in der Kinderklinik zu einem guten Freund geworden. Er war später als Kinderarzt in Esslingen niedergelassen und ich fragte ihn im Verlauf meiner Praxistätigkeit oft um Rat, wenn ich mir bei der Beurteilung einer Erkrankung bei einem Kind oder bei einer Therapie nicht ganz sicher war. Da wir dieselbe Berufsauffassung haben und weil er ein schwäbisches Urgestein, geadelt durch ostfriesische Wurzeln, ist, gehört er zu den zwei einzigen Ärzten, mit denen ich auch privat zusammenkomme.

Der Klinikchef war mit seiner väterlichen Ausstrahlung der ruhende Pol im Klinikum. Während der Visiten parkte er seine Pfeife in der Kitteltasche, er fasste selten ein Kind an und wenn es nicht zu umgehen war, schienen seine Finger seine eigene Ruhe und Gelassenheit auf das Kind zu übertragen. Seine Assistentinnen und Assistenten bezeichnete er als „Buaba" und „Mädla".

Einen Vierjährigen, der wegen einer Hirnhautentzündung in der Klinik war, hatte ich besonders ins Herz geschlossen. Er war bald wieder ganz fidel, die gelegentlich erforderlichen Lumbalpunktionen für die Gewinnung des Hirnwassers waren für ihn jedoch der wahre Horror. Leider hat seine Mutter die Angstvorstellungen des „armen Kindes" durch entsprechende Reden noch verstärkt. Bezüglich der Notwendigkeit dieser diagnostischen Eingriffe war sie noch uneinsichtiger als ihr Sohn. Wenn es die Zeit zuließ, spielte ich viel mit ihm und außerdem verordnete ich ihm, als die Entlassung bereits in Sicht war, zum Abarbeiten seines Bewegungsdranges ein Beweglichkeitstraining in seinem Gitterbett. Für sturzgefährdete Kinder gab es Gitteraufsätze auf die Betten und daran übte er dann Hangeln und Klettern im Bett. So war er ganz gut beschäftigt und ließ dann die letzte Lumbalpunktion ohne größeren Aufstand über sich ergehen. Am Tag der Entlassung, als das Abholkommando bereits im Treppenhaus zu hören war, leitete ich das Abschlusstraining höchstselbst. Als der Junge, Höhepunkt des Übungsprogramms, von nur einer Hand und den Zehen gehalten, am Dach seiner Gitterbehausung hing, gab ich ihm zu seiner größten Belustigung eine Banane in die freie Hand und verließ schleunigst das Zimmer. Beim Anblick ihres affenartig an der Gitterdecke schaukelnden Sohnes war die Mutter einem hysterischen Ausbruch nahe.

Eine so aufwendige Betreuung war natürlich nicht für alle Kinder möglich, aber auch nicht erforderlich. Einmal fügte ich allerdings einem Kind samt seinen Geschwistern durch meinen Fürsorgeeifer sogar unnötigen Kummer zu. Dass ihr Kummer eigentlich vermeidbar gewesen wäre, haben sie glücklicherweise nie erfahren. Auch dieses Kind war an einer virusbedingten Hirnhautentzündung erkrankt und naturgemäß achtete ich in dieser Zeit besonders auf wissenschaftliche Veröffentlichungen über Hirnhautentzündungen in den Fachblättern. Da hatte ich auch ganz aktuell gelesen, dass von irgendwelchen als Haustieren gehaltenen Nagern derartige Hirnhautentzündungen übertragen werden könnten. Nach der Besuchszeit fragte ich die Mutter des Kindes nach Haustieren. Drei Kinder, drei Meerschweinchen, war zu erfahren. Ich schilderte die Ansteckungsmöglichkeit und die Mutter entschied spontan, dass die Meerschweinchen entfernt werden müssten. Meerschweinchen, die möglicherweise eine Hirnhautentzündung übertragen, kann man weder verkaufen noch verschenken, man muss sie also beseitigen. Dies war der Mutter auch sofort klar und sie barmte, dass weder jemand in ihrer Familie noch jemand in der Bekanntschaft die Meerschweinchen umbringen könnte. Da ich mich als Urheber dieses Ungemachs empfand, erklärte ich mich bereit, für die Beseitigung der Meerschweinchen zu sorgen. Am nächsten Tag wurden die Tiere in einer Schachtel gebracht und von mir im Klinikkeller mittels einer gewaltigen Äthermenge in den Nagerhimmel befördert. Man kann sich vorstellen, welche Trauer bei den Kindern herrschte. Wochen später kam mir beim Herumstöbern in Fachzeitschriften während eines Nachtdienstes besagter Artikel über Nager und Hirnhautentzündung wieder in die Finger. Beim nochmaligen Lesen musste ich leider feststellen, dass in dem

Artikel nicht Meerschweinchen, sondern Hamster für das Übertragen von Hirnhautentzündungen verantwortlich gemacht wurden.

Auf ein anderes Erlebnis während meiner Ausbildung in der Kinderklinik hätte ich leicht verzichten können. Manchmal träume ich heute noch albtraummäßig davon. Durch das stetige Anwachsen der Stuttgarter Kinderklinik mussten die einzelnen Abteilungen der Klinik in verschiedenen Häusern untergebracht werden. Jedes Haus war somit eine kleine Klinik für sich. In den Außenhäusern waren bei Nacht nur die kranken Kinder, die Nachtschwestern und der diensthabende Arzt. Die Häuser wurden nach Schichtwechsel immer abgeschlossen. Während eines Bereitschaftsdienstes holte mich eines Nachts die Nachtschwester, sichtlich mit den Nerven am Ende, aus dem Bett. Es fehlte ein Kind. Sie führte mich in ein Krankenzimmer, in dem drei Kinder selig in ihren Betten schliefen, nur ein zerwühltes und völlig mit Erbrochenem verschmiertes Bett war leer. Wir überprüften die Haustür, die war verschlossen. Wir suchten aufgeregt in allen Nebenräumen, im Kellergeschoss und im Heizungskeller. Nirgendwo ein ausgerissenes Kind. Langsam fing die Panikstimmung der Schwester auch an, auf mich überzuspringen. Bevor ich ihrem Drängen nachgab, per Telefon der nächsthöheren Hierarchieebene vom Verschwinden des Kindes zu berichten, beschloss ich, dem Problem kraft Geistes zu Leibe zu rücken. Aus einem verschlossenen Kasten kann, außer bei David Copperfield, niemand verschwinden. Ich zählte alle vorhandenen Kinder und es waren tatsächlich genau so viele wie im Belegungsbuch ausgewiesen. Jetzt weckten wir die Kinder in dem Zimmer mit dem benutzten, aber leeren Bett. Was war geschehen? In dem Zimmer waren von vier Betten am Abend lediglich drei belegt gewesen.

Ein Kind berichtete: „Des do drüba isch eigentlich mei Bett. Mir isch auf oimol schlecht worda ond no han e spucka müssa. No ben e en des frische Bett neig'schlupft, en dem e jetzt lieg."

Selten in meinem Leben ist mir ein derartiger Felsbrocken von der Seele gefallen.

Eines Tages hatten wir zwei Kinder mit Typhus auf der Isolierstation, mit denen ich wegen der Infusionsbehandlung viel Kontakt hatte. Nach einigen Tagen bekam ich Bauchkrämpfe und Durchfall. Sicherheitshalber wurde mein Stuhl zur Untersuchung auf Typhuserreger eingeschickt, mit einem Ergebnis konnte jedoch erst in zwei Tagen gerechnet werden. Die Heimfahrt nach Tübingen musste ich mehrfach unterbrechen, weil ich mich am Straßenrand übergeben musste. Gegen 23:00 Uhr waren die Bauchschmerzen so grimmig, dass ich in die Innere Uniklinik fuhr, um einen Freund um ein Blutbild und eine Untersuchung zu bitten. Die Standarduntersuchungen mussten die Assistenten damals auf Station selbst durchführen. Eine sehr hohe Zahl weißer Blutkörperchen und ein eindeutiger Tastbefund reduzierten die „Arbeitsdiagnose Typhus" zur tatsächlichen Diagnose „akute Blinddarmentzündung." Der Freund, übrigens der zweite Kollege, mit dem ich privaten Kontakt habe, fuhr mich nach Reutlingen in die städtische Klinik, wo ich unverzüglich operiert wurde. Dazu ist zu sagen, dass sich Tübinger in Reutlingen und Reutlinger in Tübingen operieren lassen, wenn sie auf den Ort der Operation einen Einfluss haben. Genau so verhält sich das mit Kirchheim und Nürtingen, weil ja vor Ort am Stammtisch, auf dem Sportplatz oder beim Einkaufen nur von den weniger glücklichen Eingriffen berichtet wird. Von den erfolgreich verlaufenen Eingriffen spricht niemand. Man hört also vor Ort immer nur grausige Dinge über die lokale Chirurgie und weil man die Schauergeschichten aus der Nachbarstadt nicht kennt, schleppt man sich mit letzter Kraft zu den vermeintlich genialen Chirurgen in die fremde Klinik. Nach vier Tagen wurde ich entlassen. In meinem Appartement in Tübingen verhielt ich mich noch zwei Tage ruhig, dann zog ich die Fäden. Nach einem weiteren Tag musste ich im Narbenbereich einen Sekretverhalt mittels Rasierklinge entleeren und dann konnte ich zusammen mit einem anderen Rekonvaleszenten, der eine Zahnoperation hinter sich hatte, das Operationsergebnis einem ultimativen Test unterziehen. Wir marschierten in unsere Lieblingswirtschaft, ins „Mayerhöfle", und ich verdrückte zwei Stück von Herrn Mayers legendärem Zwiebelkuchen samt zwei Viertel Weißherbst. Für meinen Begleiter gabs nur Weißherbst, weil man ihm die Zähne zusammen verdrahtet hatte. Die Nähte im Bereich des entfernten Wurmfortsatzes erwiesen sich auch unter Belastung als stabil und so konnte ich nach lediglich fünf Fehltagen, das Wochenende war noch dazwischen, die Arbeit in der Kinderklinik wieder aufnehmen.

Für einen Arzt ist es wie eigentlich für jeden Menschen unerheblich, welche Nationalität, welche Hautfarbe oder welchen Glauben die Eltern der von ihm betreuten Kinder haben. Das gilt für diensthabende Ärzte in Kinderkliniken jedoch nur bedingt. Wenn mitten in der Nacht aus der Frauenklinik ein quittengelbes Neugeborenes mit Blutzerfall infolge Blutgruppenunverträglichkeit von mütterlichem und kindlichem Blut zum Blutaustausch eingewiesen wurde, konnte man bei Zeugen Jehovas erleben, dass Eltern eher bereit waren, ihr Kind sterben zu lassen, als die Zustimmung zu einem Blutaustausch zu erteilen. Der Diensthabende musste in derartigen Fällen den zuständigen Richter am Amtsgericht aus dem Schlaf klingeln, um die Eltern teilentmündigen zu lassen, damit ein Blutaustausch vorgenommen werden konnte. Natürlich wissen alle Zeugen Jehovas, dass ihr Kind wegen dieser verbohrten Glaubenseinstellung nicht sterben muss und dass die Klinik in der Regel einen rechtsgültigen Ersatz für die fehlende elterliche Einwilligung für eine Bluttransfusion beschafft. Die Eltern nahmen daher innerlich die Entmündigung dankbar an, ja, sie profitierten von dem Vorgang sogar noch, weil sie bei den Glaubensgenossen ihrer Standhaftigkeit und Glaubensfestigkeit wegen im Ansehen gewaltig stiegen.

Arzt in Uniform – Wehrdienst

Den Wehrdienst leistete ich beim Panzergrenadierbataillon 302 in Ellwangen ab. Ich bin kein Militarist aber auch kein astreiner Pazifist. Wenn mich jemand auf die rechte Wange schlägt, biete ich ihm nicht die linke Wange für einen eventuellen zweiten Streich, sondern ich klopfe ihm unverzüglich zwischen die Hörner, um weiterem Ungemach vorzubeugen. Die politische Lage Anfang der 70er-Jahre war jedoch so, dass das westliche Militärbündnis in meinen Augen berechtigterweise Stellung gegen den Osten bezogen hatte, und ich hatte das Gefühl, ich sollte durch meinen Wehrdienst auch einen kleinen Beitrag zur politischen Stabilität leisten.

Mein Vater, der mit der Wehrmacht bis an den Terek und an das Kaspische Meer gekommen war und glücklicherweise, wenn auch schwer verletzt, wieder zurück, riet mir weder zu noch ab. Allerdings betonte er immer, beim Militär könne man Lebenserfahrungen der besonderen Art erwerben, und damit hat er entschieden Recht gehabt. Meine Großmutter stand dem Wehrdienst in der Bundeswehr zweifelnd gegenüber. Seit meiner Musterung unterlag ich der Wehrüberwachung und mein Werdegang wurde vom Wehrersatzamt genauestens beobachtet. Kurz nach der ärztlichen Vorprüfung wurde ich zum Feldwebel des Sanitätswesens befördert und zwecks Einkleidung nach Stuttgart bestellt. Von einer Armee, in der ein noch Ungedienter schon Feldwebel werden kann, wo doch mein Großvater nach dem ersten Weltkrieg „nur“ als Obermaat aus der kaiserlichen Marine entlassen worden war, hielt meine Großmutter überhaupt nichts.

Nach meiner Approbation zum Arzt wurde ich dann auch pünktlich eingezogen und in der Sanitätsakademie in

München mit den militärischen Gegebenheiten einigermaßen vertraut gemacht. Von München aus wurde ich jedoch nach drei Tagen als Stabsarzt nach Ellwangen abkommandiert. Dort sollte ich mich ordnungsgemäß militärisch in Uniform beim Bataillonskommandeur melden. Ich stellte mich daher in Zivil, mit Anzug und Krawatte, an meiner neuen Wirkungsstätte vor. Mit Handschlag und „Grüß Gott" anzukommen erschien mir für einen Arzt passender als mit strammem Aufstechen und Meldungsgeschnarre. Die Begrüßung per Handschlag samt freundlichem Gruß behielt ich während des Wehrdienstes bei, sehr zum Erstaunen eines Generals, der mir im Kasino zufällig über den Weg lief und den ich fröhlich begrüßte: „Grüß Gott, Herr General!" An dem kleinen Äskulapstab auf meinen Achselklappen war jedoch für jedermann sichtbar, dass dieser Uniformträger kein Soldat im eigentlichen Sinne war. Der Kommandeur hatte lediglich einen Wunsch, er wollte jeden Tag spätestens bis zum Dienstbeginn wissen, wie viele Soldaten krank und wie viele dienstfähig waren. Den Wunsch erfüllte ich ihm und weil das noch keiner meiner Vorgänger geschafft hatte, räumte er mir gewisse Freiheiten ein.

An meinem ersten Arbeitstag traf mich beim Betreten des Sanitätsbereiches fast der Schlag. Im Flur, im Treppenhaus und im Vorraum zu den Behandlungsräumen drängelten sich etwa dreißig junge Männer in Trainingsanzügen in der Vorstellung, in Kürze krankheitshalber vom Dienst befreit zu werden. Ich erfuhr vom Sanitätsfeldwebel, dass es jeden Tag einen derartigen Auflauf geben würde und dass mein Vorgänger in falsch verstandener Seelengüte diesen Massenandrang verursacht und weiter befördert hatte. Die ersten zehn Krankheitsanwärter behandelte ich bei offener Tür. Danach war die Hälfte der Wartenden, wie nach wundersamer

Heilung, bereits verschwunden. Für die übrig gebliebenen, hartnäckigeren Soldaten verschärfte ich bei den nachfolgenden Behandlungen etwas die verbale Gangart und siehe da, vier Mann blieben übrig und die waren richtig krank.

Am nächsten Tag hatte sich der Personalwechsel im Bataillon anscheinend noch nicht herumgesprochen, wieder hatten sich vor Dienstbeginn ganze Heerscharen von Krankheitsanwärtern eingefunden. Dieses Mal verfolgte ich eine neue Strategie. Den ersten zehn Pseudokranken verordnete ich Bettruhe in der stationären Abteilung des SAN-Bereichs. Ganz stolz bezogen die Betreffenden ihre Zimmer auf der Krankenstation. Die Zahl der restlichen Wartenden verringerte ich wie am Vortag. Bis zum Freitag war der tägliche Andrang zur Behandlungsstunde bereits deutlich geringer. Die ins Bett Befohlenen standen nach einer faulen Woche in Erwartung des dienstfreien Wochenendes vor der Freitagsvisite bereits stramm neben dem Bett, um den Entlassungsbefehl zu kassieren. Jeden untersuchte ich nochmals gründlich und jedes durch unerwartete Handgriffe provozierte Zusammenzucken führte ich auf einen ungenügenden Heilverlauf zurück. Die Folge: Wochenende im Bett auf SAN-Station. Diese Maßnahme verhalf blitzartig einer realistischeren Beurteilung des eigenen Gesundheitszustandes bei den Wehrpflichtigen zum Durchbruch und bis zum Ende meiner Dienstzeit waren morgens nie mehr als sieben oder acht Kranke im Revier anzutreffen.

Nachdem in der Kaserne nun eine krankheitsbedingte Dienstbefreiung nicht mehr so leicht zu erhalten war, stieg die Zahl der Heimkranken dramatisch an. Sie erschienen montags einfach nicht zum Dienst, riefen an, sie seien beim Arzt und würden ein Attest nachreichen. Im Sinne einer Fürsorgeverpflichtung für die Heimkranken begann ich die nicht allzu fern Wohnenden zu Hause aufzusuchen. Nach der Behandlungsstunde beschaffte mein Fahrer die erforderlichen Fahrbefehle und wir machten uns auf Hausbesuchstour. Der Besuchsablauf war meistens stereotyp. Klingeln an der Haustür, gewöhnlich öffnete die Mutter und fragte mit aufgerissenen Augen: „Ja was möchtet Sia?"

„Grüß Gott, i hoiß Henkel ond i betreu Ihren Sohn, der sich gestern krank g'meldet hat, als Stabsarzt. Könnt i den bitte sprecha?"

„Des goht jetzt net, der isch em Schwemmbad."

So lernte ich einige Freibäder im Aalener und Heilbronner Raum kennen. Auch im Freibad war der Ablauf wie genormt. Der Bademeister rief per Lautsprecher den Heimkranken zum Eingang, wo wir ihn in Empfang nahmen und in die Kaserne transportierten. Da sich dieses Einsammeln der Heimkranken auf deren Reputation in ihrem heimatlichen Umfeld nicht förderlich auswirkte, unterblieb die selbstbestimmte Dienstbefreiung von zu Hause aus dann auch nahezu ganz.

Nachdem der Krankenstand auf eine plausible Höhe reduziert war, konnte ich mich in aller Ruhe der täglichen Arbeit widmen. Vor allem gab es viel zu unterschreiben, ganze Stapel von Formularen. Dabei konnte es nicht ausbleiben, dass ich beim routinemäßigen Abarbeiten der Stapel auch eine dazwischen geschobene Verpflichtungserklärung, den Mitarbeitern im SAN-Bereich einen Kasten Bier auszugeben, unterschrieb. Man lernt aus seinen Fehlern. Das Bier tranken wir zusammen und anschließend waren sie wohl zu dem Schluss gelangt, ich sei würdig, in die Geheimnisse der ganz besonderen Betriebsabläufe im SAN-Revier eingeweiht zu werden.

Im Kellerflur stand ein Wandschrank, der eine Tür verbarg, durch die man in einen Raum gelangte, der an den Seiten mit

Regalen zugestellt war, gefüllt mit allerhand Ausrüstungsgegenständen, Sonnenschutzmitteln, Moskitosprays und Pflegemitteln, die eigentlich für den Einsatzfall gedacht waren. Die Gegenstände waren hier vom Sanitätspersonal als Verhandlungsmasse für Tauschgeschäfte oder Gefälligkeiten gesammelt worden. Nachdem mir eindringlich und überdeutlich erklärt wurde, dass von diesem Lager niemand anderer Kenntnis erlangen dürfe, wurde der Schrank wieder vor die Tür geschoben.

Gelegentlich war ein Notfall zu versorgen, ich musste Vorträge über Hygiene halten und die Soldaten bei Schießübungen begleiten. Schwere Arbeit macht hungrig und durstig. Leider wurden unsere Anforderungen nach einem zusätzlichen zweiten Frühstück vom Küchenpersonal ignoriert. Nach einem Kurzstudium der Zentralen Dienstvorschriften für den Küchenbetrieb und die Nahrungsmittellagerung suchte ich zusammen mit dem SAN-Feldwebel als Schreiber den Küchenbereich auf. Diese unangemeldete Inspektion rief große Verwirrung beim Koch und seinen Helfern hervor, führte aber noch nicht zur richtigen gedanklichen Verknüpfung der Ereignisse bei den Betreffenden. Also ließen wir Möbelstücke zur Seite rücken, um dahinter feucht-graue Stellen zu vermessen, wir notierten Frittierölreste hinter Abdeckhauben und wir vermerkten Mängel beim Handreinigungsmanagement. Alles geschah ganz höflich, sehr geschäftsmäßig und friedfertig und beim Abschied hinterließen wir noch die Bemerkung über eine mögliche Meldung, die ja nun kaum zu umgehen sei. Am nächsten Morgen bat der SAN-Bereich wieder um ein zweites Frühstück. Zwischenzeitlich waren die gedanklichen Verknüpfungen erfolgt und unser Mann brachte einen ganzen Karton voll auserlesener Köstlichkeiten von der Küche. Die Meldung unterblieb, die festgestellten Mängel wurden peu a peu beseitigt und alle hatten einander wieder sehr lieb.

Manchmal muss man sich etwas einfallen lassen, um sich einen gewissen Ruf zu erarbeiten. Ein Ruf verpflichtet zwar, kann aber auch viele Abläufe von vornherein sehr erleichtern. Ungewöhnliche Entscheidungen sind also auch ein Stilmittel, sogar bei der Krankenbehandlung, allerdings nur in einem militärischen Sanitätsbereich. Ein sommersprossig rothaariger Soldat mit der zum Typ gehörenden empfindlichen Haut hatte sich wegen Muskelschmerzen eine mitgebrachte Rheumasalbe von den Kameraden auf den Rücken schmieren lassen. Diese Salbe ruft bereits bei Menschen mit unempfindlicher Haut ein gewaltiges Brennen hervor, erst recht auf einer empfindlichen Haut, und richtig schmerzlich wird es dann, wenn eine allergische Entzündungsreaktion dazukommt. Ich versorgte den armen Kerl mit einem Schmerzmittel und einer entzündungshemmenden Salbe. An eine konventionelle Kühlung der großen Rückenfläche war nicht zu denken. Schon bei der leisesten Berührung stöhnte der Patient vor Schmerzen. Da auch kein Ventilator zur Hand war, verfügte ich, der Kranke sei auf dem Rücksitz eines Motorrades mit freiem Oberkörper, es war ja Sommer, auf dem Kasernenhof herumzufahren. Das wurde gemacht, das war wohltuend und heilend und verführte selbst höchstrangige Militärs zu der Frage: „Haben Sie schon das Neueste vom Stabsarzt gehört?"

Militärs können so wenig über ihren Schatten springen wie andere Menschen. Der Bataillonskommandeur hatte es trotz seiner mir gegenüber an den Tag gelegten Lockerheit nicht aufgegeben, aus mir doch noch einen Soldaten zu machen. Allerdings nur bis zu folgendem Vorfall. Immer wieder befahl er mir, an der wöchentlichen Offiziersausbildung teilzunehmen. Meist handelte es sich um taktische Spielchen, die ich wegen der im Unmaß benutzten Abkürzungen und meiner mangelnden militärischen Grundausbildung nie verstehen konnte. Im Laufe der Zeit muss er eine hohe Meinung von meiner Arbeitsbelastung bekommen haben, weil ich aus jeder Offiziersausbildung nach einiger Zeit wegen eines Notfalles herausgerufen wurde.

Eines Tages wurde im Rahmen der Offiziersausbildung der nagelneue Schützenpanzer Marder vorgestellt. Das war ein Festtag für die Herren, denn dieses Gerät war erstens eine Weltneuheit und zweitens war es zum Herzstück der Kampfeskraft eines Panzergrenadierbataillons auserkoren worden. Diese Ausbildung war also sehr wichtig und ich war auch etwas neugierig auf den neuen Panzer, daher wurde ich an diesem Nachmittag auch nicht zu einem Notfall gerufen. Zu Beginn der Ausbildung am Gerät war es kühl, sodass man eine Parka anhatte. Später kam die Sonne durch und ich fing an zu schwitzen. Wo soll man inmitten eines riesigen Kasernenhofs eine Parka hinhängen? Wie im Reflex hängte ich, als praktisch veranlagter Mensch, das gute Stück vorn über das Rohr der 20-mm-Kanone. Jetzt wäre es beinahe doch noch zu einem Notfall gekommen. Als der Kommandeur die Kanonenmündung seines Augapfels mit meiner Parka verhängt sah, lief er rot an, sein Kopf schien zu zerplatzen und er brüllte über den Hof: „Stabsarzt, Parka weg und abtreten!“

Alle zukünftigen Ausbildungen fanden von Anfang an ohne mich statt.

Das Mittag- und das Abendessen nahm ich im Offizierskasino ein. Zum Frühstück reichte es meist nicht, weil ich schon ab 6:00 Uhr Kranke und Scheinkranke auseinandersortieren musste. Wenn es zum Beispiel Schnitzel gab, brachte mir die Ordonanz anfänglich ein Schnitzel, das meist um ein Drittel größer war als das der anderen Mitesser, ungeachtet ihres Dienstgrades. Diese Vorzugsbehandlung fiel mir nicht weiter auf, bis mich der Ordonanzsoldat in der Sprechstunde aufsuchte und unverblümt um eine Heimkrankschreibung wegen eines Ernteeinsatzes bat. Der Mechaniker vom Instandsetzungszug, den der SAN-Feldwebel, eigentlich gegen meinen Willen wegen eines Anlasserproblems an meinem Wagen herbeordert hatte, brachte den Heimkrankwunsch unverzüglich nach dem kurzen heilenden Griff unter die Motorhaube an den Mann. Geben und Nehmen, Tauschhandel, Vorschriftenreiterei sowie das Prinzip Zuckerbrot und Peitsche waren das Schmiermittel im täglichen Ablauf. Ich lernte schnell, Derartiges bereits im Ansatz zu erkennen, und schließlich bediente ich mich gelegentlich auch dieser Methoden.

Eines Tages, im Hochsommer, stellten die Mitarbeiter des SAN-Bereichs fest, dass die Kaffee-, Bier- und Vergnügungskasse zu sehr gefüllt war und dass man das Abschmelzen des Geldbestandes am besten mit der Durchführung eines Sommerfestes bewerkstelligen könnte. Ein Festausschuss wurde gegründet, der auch schnell einen Veranstaltungsort festmachte. Ein sehr idyllisch gelegenes Waldhaus der Forstverwaltung, leider etwas weit entfernt von der Kaserne. Der Getränkebezug wurde über private Kanäle geregelt. Zum Essen sollte es ein etwas größeres Schwein am Spieß geben, immerhin waren wir mit den Freundinnen und Ehefrauen der Soldaten nahezu zwanzig Personen. Während der Diskussion über die kostengünstigste Beschaffung des Schweins sahen mich alle so erwartungsvoll froh gestimmt an, dass mir schlagartig klar wurde, ich würde das Schwein zu beschaffen und zu bezahlen haben. Sorge bereitete der Transport der Festteilnehmer zu der abseits gelegenen

Waldhütte, weniger der Hin- als vielmehr der Heimtransport. Zum einen war mit Sicherheit davon auszugehen, dass dieser erst in den Morgenstunden erfolgen würde, und noch sicherer konnte man davon ausgehen, dass ausschließlich mehr oder weniger alkoholisierte Passagiere zu befördern sein würden. Privatfahrzeuge kamen daher nicht in Frage. Das Transportproblem konnte jedoch auf bewährte Weise gelöst werden.

Einige Kompanien waren für einen Übungsplatzaufenthalt abkommandiert worden. Die Cheffahrer kamen, wie gewöhnlich, um Sonnenschutz- und Mückenschutzmittel abzuholen. Der Aufstand war beträchtlich, als die Fahrer ihren Chefs die Meldung überbrachten, diese Mittel seien nach den neuesten Vorschriften nicht mehr bezugsfähig und daher aufgebraucht worden. In Einzelgesprächen konnten wir dann den einzelnen Hauptleuten die für das Waldfest erforderliche Transportkapazität durch die Abgabe von Autan und Niveacreme aus den geheimen Restbeständen abhandeln. Eine geringfügige Transportlücke konnte einer unserer abstinenten Fahrer mit unserem eigenen Krankenwagen schließen.

Die Überstellung des Schweins war dagegen vergleichsweise einfach. Der Küchenchef orderte direkt im Schlachthof in Aalen die Sau zu Vorzugskonditionen, ich holte mir einen Fahrbefehl zur Rückführung eines Heimkranken aus Aalen, ließ mich zum Schlachthof fahren, bezahlte das Schwein mit deutlichem Rabatt bar auf die Hand und transportierte es im Krankenwagen in unsere Küche, wo es fachgerecht vorgebraten wurde. Noch lange sprach man mit Anerkennung von diesem Fest.

Zwei Festfolgen müssen gesondert besprochen werden. Mehr oder weniger unmittelbar nach dem Heimtransport begann ich, wie jeden Tag, mit dem Auseinandersortieren von

Kranken und Scheinkranken. Danach legte ich mich im Untersuchungszimmer, schwer gezeichnet von den Genüssen der Nacht, im weißen Mantel auf die Liege und war sofort eingeschlafen. Plötzlich fasste eine eiserne Faust Kittel und Hemd über meiner Brust zusammen und stellte mich vor die Liege. Das Hörrohr wurde mir in die Ohren geklickt, die Membran des Hörrohrs fand ihren Platz auf der entblößten Brust des Faustträgers, den ich zwischenzeitlich als einen unserer SAN-Jungbüffel identifiziert hatte. Alles geschah ohne ein einziges Wort. Kaum war das Arrangement perfekt und ich im einigermaßen sicheren Stand, als die Tür aufgerissen wurde und der Wehrbereichsarzt hereinstürmte, auf dem Absatz kehrt machte mit den Worten: „Sehr gut, Herr Kollege, schon so früh fleißig!"

Eine Stunde später frühstückte ich, wieder ordentlich hergerichtet, im Kasino mit ihm. Die Geistesgegenwart des Sanitätssoldaten hatte mich so vor einem gewaltigen Erklärungsnotstand bewahrt.

Zwei Tage nach dem Fest wurde ich zum Bataillonskommandeur befohlen. Mit finsterer Mine eröffnete er den Monolog, der darin gipfelte, wie zum Teufel ich dazu gekommen sei, vier junge Damen mit dem Krankenwagen in die umliegenden Dörfer heimfahren zu lassen.

„Herr Oberstleutnant, ein Krankenwagen dient zur Beförderung von Kranken. Die transportierten Mädels waren so betrunken, dass ich sie im Rahmen meiner Fürsorgepflicht als krank eingestuft habe und sie daher im Krankenwagen ablegen ließ."

Da er offensichtlich nicht an einer Ausweitung der Affäre interessiert war, entließ er mich mit dem Gebrummel: „Kommt aber nicht mehr vor!" Ich entfernte mich erleichtert mit einer zackigen Abmeldung.

Eine unangenehme Besonderheit jeder militärischen Gemeinschaft fiel mir während eines Schießplatzaufenthaltes in Münsingen besonders auf. Man arbeitet den ganzen Tag mit seinem Fahrer und den anderen SAN-Mitarbeitern hautnah und vertrauensvoll zusammen, aber man darf nicht zusammen mit ihnen essen. Vor dem Kasino trennen sich die Wege von Mannschaften, Unteroffizieren und Offizieren. Nach dem eisigen Mot-Marsch von Ellwangen nach Münsingen, bei dem die Seitenteile der Pkws gegen meinen verzweifelten Einspruch nicht angebracht werden durften, wollte ich mit meinem Fahrer zusammen zum Essen gehen. Da ich ihn zu den Offizieren nicht mitnehmen konnte, begleitete ich ihn in die Mannschaftskantine. Er war von dem Vorschlag nicht gerade begeistert und im Nachhinein musste ich ihm recht geben. Der Stabsarzt am Tisch brachte die Gespräche zum Verstummen und die weiter entfernt Sitzenden mokierten sich über den ungebetenen Fremdkörper. Auch dieses Problem konnte ich lösen. Zwei Skat und Schafskopf spielende Soldaten wurden als Spielpartner für unsere zwei SAN-Soldaten krankgeschrieben und ins Revier befohlen. Sie hatten mittags und abends für einen sauber gedeckten Tisch zu sorgen. Von der Küche wurde das Essen, das ohnehin für alle Dienstgrade gleich war, frei Haus geliefert, weil ich die Unabkömmlichkeit der Essenden vom Arbeitsplatz bescheinigt hatte.

Im Verlauf dieses Übungsplatzaufenthaltes handelte ich mir den einzigen, richtigen, lautstarken und vernichtenden Anschiss während meiner ganzen militärischen Laufbahn ein. Einem Panzersoldaten war die Hand übel zerquetscht worden, weil der Richtschütze den Lukendeckel des Panzers zugeschlagen hatte, bevor der Soldat seine Hand vom Lukenrand genommen hatte. Der Verletzte wurde mit Infusion und

Schmerzmittel, Verband und Schiene erstversorgt und in der Sanitätsversion des Hotchkiss-Schützenpanzers von der Schießbahn gefahren. Der Einfachheit halber und wegen der kurzen Entfernung befahl ich dem Fahrer, das örtliche Kreiskrankenhaus direkt anzufahren. Das Hereinrasseln des Schützenpanzers in den Krankenhaushof verursachte einen erheblichen Auflauf an den Fenstern des Bettentraktes. Wir schnappten uns eine Trage und fuhren den Patienten direkt in die chirurgische Ambulanz. Bereits nach kürzester Zeit war auf dem Gang eine Donnerstimme zu vernehmen. „Welcher von allen guten Geistern Verlassene hat diesen Irrsinn befohlen?", brüllte die Chefärztin mit Stentorstimme. In der Ahnung, dass ich hier kein Meisterstück abgeliefert hatte, ließ ich das Gewitter sich entladen, verhielt mich ruhig, entschuldigte mich für den unangemessenen Panzereinsatz und berichtete über die Verletzung und die bis dahin getroffenen Maßnahmen. Da dies alles nicht mehr zu beanstanden war, beruhigte sich die Hausherrin und entließ mich mit einem Knurren, das einer Löwin zur Ehre gereicht hätte.

Innere Klinik

Mein erster Arbeitstag an der Inneren Abteilung eines Kreiskrankenhauses auf den Fildern stand unter keinem guten Stern. In Unkenntnis der Parkbestimmungen fuhr ich an meinem ersten Arbeitstag frohen Mutes in die Tiefgarage, in der die Mitarbeiter des Hauses ihre Fahrzeuge abstellen konnten. Irgendwelche Reservierungen konnte ich nicht entdecken und daher stellte ich meinen Wagen auf dem nächsten freien Platz ab. Der Chefarzt stellte mich den anderen Mitarbeitern vor, zeigte mir die Station, auf der ich vorläufig tätig sein sollte, und dann begab ich mich meinerseits auf Vorstellungstour zur Pflegedienstleitung und zu den Chefs der anderen Abteilungen. Im Vorzimmer des chirurgischen Chefs fragte mich die Sekretärin, ob mein Fahrzeug ein grauer Ford sei. Ich bejahte und sie meinte lediglich mit bedenklichem Gesicht: „Oh, Oh!"

Schon stürmte der Chefarzt aus seinem Zimmer, von wo aus er durch die angelehnte Tür unser Kurzgespräch gehört hatte. Mit hochrotem Kopf brüllte er sehr laut, stakkatoartig abgehackt, total hektisch: „Was erlauben Sie sich eigentlich? Sie haben Ihr Auto auf meinem Parkplatz abgestellt! Das ist der Gipfel der Unverschämtheit und Ungezogenheit. Schaffen Sie unverzüglich die Karre von meinem Platz!"

Ich bemerkte nur: „Aber sehr gern", und ließ den schwer atmenden Choleriker einfach stehen. Er war nicht bis zum Ende seines regulären Vertrages beim Landkreis angestellt, ich schon.

Kaum war ich einigermaßen mit dem neuen Arbeitsumfeld vertraut, kam es in der Abteilung durch Ski- und sonstige Unfälle zu einem personellen Engpass. Außer einer Normalstation hatte ich dann zusätzlich eine kleinere Station mit zu betreuen. Das ist kein Problem, wenn alle Mitarbeiter/innen auf den Stationen diszipliniert zusammenarbeiten. Notwendigerweise mussten die Visiten etwas früher stattfinden, damit noch ausreichend Zeit blieb, die Verordnungen noch am selben Tag ausführen zu können. Aus mir unerfindlichen Gründen hat sich die Stationsschwester der großen Station dagegen gesperrt, ihren Vormittagsverlauf dieser Situation anzupassen. Vernünftige, überzeugende Gespräche blieben fruchtlos, im Gegenteil, sie wurde von Tag zu Tag bockiger. Bis zu diesem Zeitpunkt war es mir immer gelungen, mit allen Mitarbeitern/innen früher oder später, mal mit mehr, mal mit weniger Charme, ein gutes Betriebsklima zu schaffen. Hier war mit Charme nichts zu machen. Einen Krieg gegen geistig wenig Bewegliche führt man am besten auf dem Gelände, auf dem sie sich sicher fühlen. Umso schneller neigen sie zur Kapitulation, wenn sie auch hier die Überlegenheit des Gegners verspüren müssen. Bei der Visite brachte ich bei nahezu jedem Patienten zuallererst das Bettzeug in Ordnung. Glattziehen des Spanntuches, Aufschütteln des Kopfkissens, seitliches Einschlagen des Leintuches an den Ecken sauber auf Kante, dabei dachte ich laut darüber nach, wie schädlich sich ein schlampig gemachtes Bett auf den Liegekomfort und den Pflegezustand eines Patienten auswirkt.

„Oh, Frau Kächele, des isch mr jetzt arg, dass Sie en so ma verkrompelta Bett liega müsset, wo Sie sowieso grad schon genug zum Leida hend. So ebbes muss mr halt au seha. Des breng i Ihne g'schwend en Ordnung. Sodele, jetzt liegt sich's doch scho viel besser."

Dank dem Schliff, den ich im Pflegedienst erhalten hatte, ging mir die Betterei, für jedermann ersichtlich, professionell und flott von der Hand. Als die Stationsschwester nach zwei Tagen immer noch keine Lehren aus dieser täglichen

Demütigung gezogen hatte, musste ich die Bandagen für den Schlagabtausch verstärken. Am dritten Tag erschien ich nach der Kaffeepause im Stationszimmer und verlangte das Giftbuch und den Schlüssel zum Giftschrank. In diesem Schrank werden keine giftigen Stoffe, sondern verschreibungspflichtige Betäubungsmittel aufbewahrt. Deren Abgabe ist streng geregelt und jede abgegebene Tablette, jede Ampulle und sogar jeder Opiumtropfen muss sorgsam im Giftbuch ausgetragen werden. Dieses Verfahren ist für den täglichen Betrieb, zumal wenn es um Notfälle geht und man unter Zeitdruck steht, nicht praktikabel. Wie ich bereits bei der Bundeswehr gelernt hatte, gibt es nirgendwo auf der Welt ein Giftbuch, das stimmt. Ich zählte also Tabletten, Ampullen und die Lösungen tropfengenau und notierte bei jedem Präparat den „Schwund". Nach Abschluss der Revision bemerkte ich in ernstem Ton: „Schwester M., wie Se sehet, isch entweder des Giftbuch oder dr Inhalt des Giftschranks in einem erklärungsbedürftigen, desolaten Zustand. Mir könnet jetzt zur Pflegedienstleiterin gehn und an Knopf an den Zustand macha lassa, für an geregelten Neuanfang. I könnt aber au die Giftbucheiträg als geprüft unterschreiben und Sie führen des Giftbuch in Zukunft halt a bissle ordentlicher weiter."

Wie von Zauberhand hatte die Stationsschwester urplötzlich den Zusammenhang zwischen ihrer Verweigerungshaltung im Stationsbetrieb und den scheinbaren Schikanen meinerseits begriffen. Ich unterschrieb die fehlerhafte Buchhaltung, das Giftbuch wurde wieder weggeschlossen und wir alle konnten unserer Arbeit endlich vernünftig und unbeschwert nachgehen.

Der Chef der Inneren war ein Herzspezialist, eher von der feingeistigen, eleganten Sorte, was man bei Internisten häufig findet. Obwohl schon viele Jahre im Schwäbischen, hatte er sich mit den Niederungen des Dialekts nicht auseinandergesetzt und er konnte mich daher nicht so schnell einschätzen. Bei den Allgemeinvisiten war meine angeborene Beherrschung des Schwäbischen von Vorteil für alle Beteiligten. Sehr oft musste ich übersetzen. Fragte der Chef zum Beispiel einen leberkranken Filderbauern: „Wie viel Alkohol konsumieren Sie täglich?", blickte mich der Patient unverständig an.

Ich darauf: „Dr Herr Chefarzt frogt, wiaviel Sie am Dag saufet?"

Jetzt hellten sich die Züge des Patienten auf und er antwortete: „Zom Schaffa zwei Liter Moscht und obends zwei oder drei Vierdala."

Nun war es am Chef, mich fragend anzusehen.

„Dr Herr Maier gibt an, er trinke zwei Liter Most und drei Viertel Wein am Tag."

Solche und ähnliche Dialoge gab es in manchem Krankenzimmer. Auf der Privatstation war mein schwäbischer Dialekt gelegentlich für gar keinen der Beteiligten von Vorteil. Schon die Stationsschwester, obwohl selbst Schwäbin, empfand meine Sprache als Entweihung ihrer heiligen Hallen. Zum besseren Verständnis dieser Eigenheit muss freilich gesagt werden, dass die Nähe zu Stuttgart und der überregionale Ruf des Chefarztes sowie seine gesellschaftliche Stellung sehr oft Opernsängerinnen, bekannte Schauspieler und Angehörige der sogenannten High Society in die Betten der inneren Privatstation gespült hat. Diese wegen ihres Berufs oder wegen ihrer gesellschaftlichen Position etwas besonderen Patienten hatten zumeist keinerlei Beziehung zum schwäbischen Dialekt. Manche hatten ihn sich sogar mühsam abtrainiert, jedenfalls waren sie es gewohnt, dass auch Dialektsprecher sich in ihrer Gegenwart um eine dem

Schriftdeutschen ähnliche Sprechweise bemüht haben. Ich nicht, daher hatten sie gelegentlich ein Problem. Wenn ich als Diensthabender von der Nachtschwester zur Frau Kammersängerin gerufen wurde, kam es meist zu einem Rollenspiel, das immer demselben Drehbuch folgte.

„Grüß Gott, Frau Kammersänger, mein Name isch Henkel, wo fehlt's Ihne denn?"

Namensschilder mit Titel und Funktionsbezeichnung gab es damals nicht.

„Ich würde gerne mit einem Arzt sprechen."

„Do send Se schon drbei, i bin dr diensttuende Arzt heut Nacht."

„Dann möchte ich den Chefarzt sprechen."

„Gnädige Frau, der isch om die Zeit nicht im Haus, dem könntet Se höchstens anrufa aber i glaub, des isch keine guze Idee. I schlag Ihnen vor, Sie saget mir jetzt, was Ihnen fehlt, und no gugget mir miteinander, ob mir des Problem net ohne da Chefarzt lösa könnet."

Daraufhin schilderte die Patientin wortreich ihre Beschwerden aus dem Befindlichkeitsstörungsbereich, gelegentlich war auch eine kurze, orientierende Untersuchung erforderlich. Danach erklärte ich der Patientin fast genauso wortgewaltig und vor allem für sie einleuchtend den Grund für ihre Beschwerden und die Wirkungsweise des dafür in Frage kommenden Medikaments und danach konnte ich meinen Abgang in Szene setzen.

„Jetzt gibt Ihne d'Schwester achtunddreißig vom Chef seine Lieblingstropfa, do fühlet Se sich en spätestens zwanzig Minuta breit wie a Pfannakuacha ond ganz entspannt. Falls irgendetwas isch, komm ich gern noch mal zu Ihnen. I wünsch Ihnen a gute Nacht."

Natürlich wurden dem Chefarzt anderntags diese Auftritte brühwarm erzählt. Da es von der Sache her niemals Einwände gegeben hat und sich lediglich meine Strategie bei der Behebung dieser „Probleme" von der seinigen deutlich unterschied, hat er meine nächtlichen Einsätze auf der Privatstation auch nie angesprochen. Allerdings bat er mich bereits an meinem zweiten Dienst abends, bevor er das Haus verließ, zu sich, um mich über die Beschwerden und Eigenheiten der herausragend besonderen Kranken auf dieser Station zu informieren. Ich bewunderte ihn wegen seines Könnens und seiner eleganten Erscheinung und er respektierte mich. Außerdem erhielt ich von ihm eine ganz hervorragende Beurteilung im Arbeitszeugnis, nicht nur aus Erleichterung, mich loszuwerden.

Während meiner Tätigkeit in der Inneren Abteilung traf das Krankenhaus eine Vereinbarung mit der Björn-Steiger-Stiftung, dass die Assistenzärzte auf freiwilliger Basis als Notärzte für die Luftrettung eingesetzt werden konnten. Ein Rettungssystem mit Notarztwagen gab es 1973 noch nicht. Es gab auch keine speziellen fachlichen Anforderungen an die Ärzte. Der Begriff Notarzt war noch gar nicht erfunden, daher gab es auch keine Fachkunde oder eine Zusatzausbildung. Ich berichte sozusagen aus der Steinzeit der Luftrettung. Das zeigte sich bereits daran, dass wir erst für eine ausreichende persönliche Einsatzversicherung kämpfen mussten, ehe der Betrieb überhaupt losgehen konnte. Man wurde direkt von der Stationsarbeit zum Hubschrauber gerufen. Im weißen Mantel spurtete man zum Landeplatz. Die Notfallmedikamente hatte jeder anfänglich, entsprechend der eigenen Einschätzung, lose in den Kitteltaschen. Für die Intubation und Reanimation gab es einen Koffer. Wir wurden zu

Verkehrsunfällen, Arbeitsunfällen und häuslichen Notfällen gerufen. Meist wurden die Verletzten nach der Erstversorgung dem straßengebundenen Krankentransport anvertraut. Gelegentlich musste man auch einen Patienten in eine Spezialklinik verlegen. Jeder wird sich an die Verlegungsflüge zum neurochirurgischen Zentrum in Heidelberg erinnern, weil der Hubschrauber beim Überflug über den Königsstuhl von den Luftturbulenzen jedes Mal gewaltig durchgeschüttelt wurde. Ähnlich war das beim Anflug des Katharinenhospitals in Stuttgart, zwischen dessen Hochhausfassaden unberechenbare Aufwinde den Piloten allerhöchste Aufmerksamkeit abverlangten.

An einen Einsatz erinnere ich mich besonders gut. An einem sonnigen Sonntagnachmittag im Juli sollte ein internistischer Notfallpatient in die Uni-Klinik Tübingen gebracht werden. Der Hausarzt hatte den Hubschrauber angefordert. Beim Anflug stellte sich heraus, dass in der dicht bebauten Wohnsiedlung in der Nähe von Balingen schwer ein Landeplatz zu finden sein würde. Der Pilot entschied sich für eine Landung auf der Wendeplatte einer Stichstraße in einem Wohngebiet. Wir landeten sicher zwischen all den Telefon- und Stromleitungen, nahmen den Patienten auf und mussten beim Abheben feststellen, dass die Rotoren mit ihrer Luftverwirbelung im Landeanflug sämtliche Kaffeetafeln in den umliegenden Gärten abgedeckt hatten. Nur die besonnenen Hausfrauen, die vor dem Aufräumen und Neueindecken erst den Abflug des Hubschraubers abgewartet hatten, konnten ihre Familien anschließend an eine intakte Kaffeetafel bitten.

Eines Tages lud der Chef seine nachgeordneten Ärzte und einige befreundete Familien zu einer Party zu sich ins Haus. Ich war besonders gespannt auf das Getränkeangebot in diesem feinsinnigen Internistenhaushalt. Denn bis dahin kannte ich lediglich den von der Auswahl her durchaus feinsinnigen, vom Umfang her und von der Kombination her jedoch eher rustikalen Umgang mit alkoholischen Getränken aus dem Chirurgenhaushalt meines früheren Chefs. Das Weinangebot überzeugte mich an diesem Abend nicht und Bier als Alternative gab es nicht. Der Chef hatte allerdings seinen Sohn angelernt, Gin-Tonics zu mixen, was eine elegante Getränkevariante ist, mit der man nichts falsch machen kann. Nach einem Probierglas musste ich mir den Filius hernehmen, um das von seinem Vater vorgeschriebene Gin/Tonic-Mischungsverhältnis von den Maßstäben eines internistischen Weltbildes in die Maßstäbe des Weltbildes eines Genussmenschen überzuführen. Er lauschte meinen Erläuterungen aufmerksam und führte die angeregten Verbesserungen anschließend auch sorgsam aus. Die versammelte Assistentenschaft war ihm dafür sehr dankbar. Wie zu erwarten, war die Ginflasche nach kurzer Zeit leer und ich konnte sehen, wie der Sohn seinem Vater das leere Gebinde präsentierte und dazu erklärende Worte sprach. Daraufhin schauten Vater und Sohn im Gleichtakt zu mir her. Der Sohn verschwand und erschien mit einer vollen Ginflasche wieder. Dafür, dass ich den ganzen Abend auf das Rauchen verzichtet hatte, war der Abend von der Getränkeseite her durchaus angenehm.

Dieser Ausbildungsabschnitt in Innerer Medizin war der letzte vor meiner Niederlassung. Im Jahre 1975 trat ich in die bestehende Allgemeinpraxis, die meine Mutter 1947 gegründet hatte, ein und bis 1988 führten wir die Praxis als Gemeinschaftspraxis. Meine Mutter hielt die Sprechstunde am Mittwochnachmittag ab und bis zur Jahrhundertwende übernahm sie weiter die Buchhaltung und das Kassenwesen der Praxis. Die restlichen Aufgaben übernahm ich. Das war eine Aufgabenverteilung, bei der jeder von uns nur Vorteile hatte.

Meine Mutter konnte sich altersentsprechend aus dem Tagesgeschäft mehr und mehr zurückziehen und dafür ihren Hobbys nachgehen und ihre Freizeit genießen. Die buchhalterischen und finanziellen Aufgaben erledigte sie gern weiter, und zwar in der Vorstellung, ihr Gehirn dadurch frisch zu halten, was ihr auch bis über das neunzigste Lebensjahr hinaus gut gelang.

Für mich hatte der Eintritt in eine Gemeinschaftspraxis mit einer derartigen Aufgabenverteilung nur Vorteile. Zunächst hatte ich bei dem Eintritt in einen gut organisierten und florierenden Betrieb keine existenziellen Befürchtungen, wie das vor einer Niederlassung die Regel zu sein scheint. Zudem ist mir während einem Großteil meiner Praxistätigkeit die ungeliebte fiskalische und finanzielle Schreibtischarbeit erspart geblieben. Des Weiteren konnte ich beruhigt in Urlaub gehen, da meine Mutter bis 1988 die Vertretung übernahm hat. Durch ihre Vertretung war es mir auch möglich, während des vollen Praxisbetriebs die aufwendigen Zusatzbezeichnungen Betriebsmedizin, Umweltmedizin und Sportmedizin zu erwerben. Der vielleicht größte Vorteil für mich war, dass meine Mutter in vielen Gesprächen gern ihren unendlichen Erfahrungsschatz als Frau und Hausärztin mit mir teilte. Im Sinn geblieben ist mir besonders eine Situation, weil es das einzige Mal war, dass sie fuchsteufelswild wurde und mich regelrecht zusammenstauchte.

Ich hatte ihr eher beiläufig erzählt, dass in der Nacht zuvor eine junge Mutter weinend und völlig aufgelöst ihren zwei Wochen alten Säugling zu mir ins Haus gebracht hatte, dessen Nasenatmung wegen eines Schnupfens leicht beeinträchtigt war. Ich meinte, man hätte doch evolutionsbiologisch gesehen und auch ansonsten eher erwarten sollen, eine junge Mutter sei der Fels in der Brandung für ihren Nachwuchs und nicht, dass sie wegen einer gesundheitlichen Bagatelle ihres Kindes gleich ihr seelisches Gleichgewicht verlieren würde. Daraufhin sagte meine Mutter sehr laut und sehr bestimmt, dass Männer eben oft richtige Rindviecher wären und männliche Ärzte um so mehr, da sie eigentlich wissen müssten, dass nach einer Geburt 15 von einhundert Frauen eine sogenannte postpartale Depression bekommen.

Warum am Montagabend das Wochenende beginnt.

Seit der Kalenderreform des Gajus Julius Caesar im Jahre 45 v. Chr. gibt es die 7-Tage-Woche und nach einem UNO-Beschluss von 1978 auf Empfehlung der Internationalen Organisation für Normung (ISO 8601) ist daher in fast allen Ländern auf der Welt am Montag das Wochenende vorbei. Ferien und Freizeiten sind auch meistens montags vorbei, sodass viele Menschen dem Montag nicht fröhlich, sondern eher missmutig entgegensehen. Für mich war der Montag immer der Auftakt für neue Herausforderungen und daher fuhr ich montags besonders frohen Mutes in die Praxis.

Leider gibt es gelegentlich Umstände, die auch dem bestgelaunten und arbeitswütigsten Menschen den Spaß an der Arbeit verderben können. Eine derartige Lage bahnt sich an, wenn am Montagmorgen um 7:30 Uhr ein etwas verbuschter und zerknitterter Gymnasiallehrer sein Wohnmobil auf dem Praxisparkplatz abstellt und unangemeldet, sozusagen notfallmäßig, einen sofortigen Sprechstundentermin verlangt. Was soll man tun? Natürlich bekommt er Gelegenheit, seine Leidensgeschichte darzulegen.

„Ich komme direkt von der Autobahn und bin nach sechs Wochen Camperaufenthalt in Griechenland bis jetzt durchgefahren. Der Unterricht beginnt heute um 8:00 Uhr, das schaffe ich schon zeitlich nicht und außerdem muss ich nun dringend einige Stunden abliegen. Ich habe mir gedacht, dass Sie mich für heute und morgen krankschreiben.“

„Do müsset Se ebbes falsch verstanda han, sia send hier en ra Arztpraxis ond net emma Sekretariat zur Ausstellung von Feriaverlängerungsschei. I behandel kranke Menscha om ihrn Gsondheitszustand zu verbessra ond dozua g'hört gelegentlich au a Verordnung von Arbeitsruhe. Leider isch aber a Krankschreibung durch an Arzt en Ihrem Fall weder von dr Sache her noch vom eigentlicha Wortsinn her zu begründa."

Wutentbrannt rauscht der Übernächtigte aus dem Sprechzimmer und macht sich auf die Suche nach einem willfährigen Krankschreiber und damit hat sich mein Patientenstamm um eine Familie vermindert.

Ein solches Vorkommnis am Montagvormittag kann die Arbeitsfreude allenfalls vorübergehend, aber nicht nachhaltig beeinträchtigen. Manchmal kommt es jedoch zu einer sehr unglücklichen Entwicklung der Umstände. Ein 17-jähriger Lehrling ist der nächste Patient und berichtet, was ihm am Wochenende als A-Jugendspieler bei einem Punktspiel zugestoßen ist.

„I ben am Sonndag beim Spiel g'foult worda ond han s'Spiel wega Kniaschmerza abbrecha müssa."

„Hosch dei Knui seither wenigstens ruhiggstellt ond g'kühlt?"

„Ha noi, dovo hot dr Tainer nix g'sagt."

„Jetzt ondersuache dei Knui ond no wird mr sehe, was mr macha ko."

„Des isch net nötig. Dr Trainer hot g'sagt i soll bloß a Überweisung zom CT abholla, dass mr woiß, ob dr Meniscus ebbes hot."

„Do hend ihr euch g'schnitta. Ohne Ondersuchung lauft hier nix."

Wie zu erwarten, kann bei der eingehenden Untersuchung des Kniegelenks kein krankhafter Befund erhoben werden. Allerdings ist jetzt der Zeitpunkt gekommen, an dem der Arzt aus seiner Lebenserfahrung und seiner sozialen Verantwortung heraus zu einer Aufklärung ausholen muss.

„A CT brengt uns do net weiter. Wenn mr nämlich koin krankhafta Befund am Knui erheba ko, wenn's neddamol weh duat, kann a CT koin erhellenda Beitrag leista. Schlemm isch, dass du net en's G'schäft bisch ond domit als Azubi dein Ausbildungsvertrag gefährdet hosch. Mit ra abbrochena Lehre wegen Entlassung hosch du mehr Probleme, als mit ra Meniscusquetschung, ond zwor lebenslänglich. S'beste isch, mir machet des folgendermaßa: Du gosch jetzt glei zo deim Moischter ond berichtest, dass du zum Ausschluss einer ernsta Knieverletzung beim Arzt warst ond für dia Fehlstonda schreib i dir a kurza Mitteilung für dein Moischter.“

Den nächsten Anschlag auf meine Schaffensfreude liefert der dritte Patient an diesem denkwürdigen Montagmorgen. Ein Angestellter des öffentlichen Dienstes der Kreisstadt verkündet mit Leidensmine wortwörtlich:

„Herr Dokter, i glaub, i han da Anflug von ra leichta Grippe.“

Dieser Ausspruch hat es immerhin in das feststehende Repertoire unserer innerfamiliären Redensarten geschafft.

Gerade montags lassen sich derartige Merkwürdigkeiten nur schwer verarbeiten, denn am Montag herrscht in jeder Arztpraxis Hochbetrieb. Über das Wochenende entstehen und breiten sich Krankheiten, insbesondere Infekte, unabhängig von der kalendarischen Zeiteinteilung aus. Da die Arztpraxen am Wochenende geschlossen sind, kommt es bis zum Montag zu einem Aufstau behandlungsbedürftiger Menschen. Verschärft wird die Lage dadurch, dass viele Menschen montags vom Samstag her noch ausreichend grundgereinigt sind, um einen schon länger geplanten Arztbesuch anzugehen. Für mich war es daher eine Wohltat, dass ich mich nach der Bewältigung des ersten Ansturms am späten Montagvormittag in eine gänzlich andere Welt der medizinischen Betreuung von Menschen zurückziehen konnte, nämlich in die betriebsärztliche Sprech- und Behandlungsstunde in der Sanitätsstelle der örtlichen Papierfabrik.

Die Sanitätsstelle wurde von einem erfahrenen Rettungssanitäter geleitet, der während der Arbeitszeit die Behandlung oder Erstversorgung von Verletzungen vornahm, die arbeitsmedizinischen Vorsorgeuntersuchungen organisierte und zum Teil selbst durchführte und der auch von den Mitarbeitern als Anlaufstelle für Beschwerden und Kümmernisse aller Art gern aufgesucht wurde. Er führte die Sanitätsstelle in einer heiteren, ruhigen und fachlich sehr überzeugenden Weise. Von ihm habe ich in den ersten Jahren viel gelernt, besonders bezüglich der innerbetrieblichen Verflechtungen und der Hintergründe von sichtlichen Missständen. Er wurde mir mit der Zeit zu einem Freund und zu meinem Glück wurde er nach seiner Berentung durch seinen Sohn abgelöst, der im Geiste seines Vaters in unnachahmlicher Art die Sanitätsstelle bis zu meiner Berentung leitete.

Der Ablauf der betriebsärztlichen Sprechstunde war sehr getaktet aber ausgesprochen entspannt. Zunächst wurden aktuelle Vorkommnisse besprochen, dann wurden die einbestellten Mitarbeiter der Reihe nach untersucht und in einem kurzen informativen Gespräch über ihre persönliche Arbeitsplatzsituation wieder entlassen. In dieser durchgehend unaufgeregten Umgebung konnte sich mein Seelenfrieden, sofern er vorher aus dem Lot gekommen war, wieder auf Normalnull einstellen.

Nach der betrieblichen Behandlungsstunde waren bis zur Mittagspause einige Hausbesuche zu erledigen. Jede Mittagspause gipfelte in einem kurzen Mittagsschlaf, sodass ich für die anstehende, ausgedehnte Sprechstunde am

Montagnachmittag wohl gerüstet war. Geholfen hatte mir dabei die einzigartige Gewissheit, dass am Abend nach der Sprechstunde bereits mein Wochenende beginnen würde und ich bis zum kommenden Samstag nicht Arbeitstage, sondern von sinnvoller Arbeit bestimmte Freizeittage vor mir hatte.

Diese ungewöhnliche persönliche, aber virtuelle Wocheneinteilung stützte sich auf verschiedene regelmäßig wiederkehrende Umstände und Tagesschwerpunkte.

Nach der Bewältigung des montäglichen Kraftaktes zelebrierten meine Frau und ich jeden Montagabend ein fürstliches Abendessen an einem von mir bis zu ihrer Heimkehr von ihrer Arbeitsstelle in der Landeshauptstadt festlich gedeckten Tisch. Sie brachte aus der Markthalle südländische Leckereien mit, die wir bei einem Glas Wein und angeregten Gesprächen gemütlich verputzten.

Der Dienstag war überstrahlt von einem Highlight, dem Ausritt in meine Praxisdependance im eingemeindeten Nachbarort mit Hausbesuchsrunde und anschließender Sprechstunde. Immer wieder war ich beeindruckt, wie verschieden sich die örtliche Gemeinschaft und damit auch die Praxisklientel von den Verhältnissen in der nahegelegen Hauptgemeinde zeigte.

In der Zweigpraxis konnte ich auch gelegentlich ungewollt ein Gespräch der wartenden Patienten mit anhören. Es handelte sich um den tragischen Höhepunkt eines Familiendramas, zu dem ich in der Vorwoche gerufen worden war, dessen körperliche Folgen glücklicherweise ungefährlich waren, dessen Ursache und seelische Folgen sich jedoch nicht so schnell würden beheben lassen.

„Hosch du scho g'hört, dass sich d'Karlena hot wölla ombrenga? Se hot sich an de Handglenk romg'schnitta, aber ernst ko se's jo net gmoint han, des Luader, schliaßlich hot se's jo en dr Küche direkt nebem Spülstoi g'macht, dass se dui Sauerei nochher besser wegbutza ko!"

Nach so einem Vormittag verging der restliche Dienstag fast in Hochstimmung.

Die Mittwochsbesonderheit war die morgendliche Sprechstunde in der Praxis und in der betrieblichen Sanitätsstelle, vor allem aber der freie Mittwochnachmittag.

Das Außergewöhnliche und Anspornende am Donnerstag war die morgendliche Sprechstunde in der Zweigpraxis im Nachbarort und ganz besonders die anschließende Sprechstunde speziell für Säuglinge und Kleinkinder in der Hauptpraxis. Darauf freute ich mich immer sehr, denn der Umgang mit Kindern, vor allem mit kranken Kindern, ist Herausforderung und Befriedigung zugleich. Erst in den letzten Jahren meiner Praxistätigkeit ließen sich in der nahen Stadt unter der Teck Kinderärzte nieder. Diese Veränderung hatte die bemerkenswerte Folge, dass kranke Säuglinge und Kleinkinder weiter von mir behandelt wurden, zum Kinderarzt wurden sie dagegen nur für eine Impfung oder Vorsorgeuntersuchung gebracht, wenn sie putzmunter waren.

Der Donnerstag war außerdem der „Zuckertag". In der damaligen Steinzeit des Blutzuckermanagements kamen die Diabetiker morgens nüchtern, später nach dem Frühstück und am Nachmittag gegen 16:00 Uhr zur Blutzuckermessung, Blutdruckmessung und Gewichtsbestimmung in die Praxis. Das sorgte im Betriebsablauf für allerhand Umtrieb aber nicht nur bei uns. Manche Diabetiker, die seit Dienstag Kuchen, Torten und Süßigkeiten gemieden hatten, stürmten nach der letzten Blutabnahme die unweit gelegene Bäckerei und Konditorei. Einmal stand ich dort im Hintergrund, um auf die bestellten frischen Brezeln zu warten, als eine Patientin durch die Tür kam und direkt zur Verkaufstheke eilte:

„Zwoi Bienastich ond a Schwarzwälder bitte. Jetzt isch dui Zuckermesserei endlich rom.“

Der letzte Werktag in der Woche, der Freitag, war schon allein durch die endgültig fassbare Nähe des Wochenendes von einer fröhlichen Gestimmtheit getragen. Außerdem faszinierte mich freitagmorgens einmal mehr die Betriebsmedizin. Begutachtungen und Arbeitsplatzbesichtigungen sowie Betriebsbegehungen förderten mein technisches Verständnis. Im Rahmen von Arbeitssicherheitsausschusssitzungen konnte ich Einblick in die Sitzungsstrukturen und in den Organisationsablauf eines großen Industriebetriebes mit über eintausend Mitarbeitern nehmen. Bei Diskussionen mit Gewerkschaftsfunktionären und deren Anwälten ergaben sich Einblicke in eine völlig andere Realität.

Ein Mitarbeiter, Vater von fünf Kindern, war krankheitsbedingt über ein Jahr von verschiedenen Ärzten wegen diverser Beschwerden im Bereich des Halte- und Bewegungsapparates für arbeitsunfähig befunden worden. Einige Arbeitsversuche waren gescheitert und nach Stunden abgebrochen worden, weil es entweder auf dem Gabelstapler zu sehr zog oder weil er zu wenig gefedert war und dergleichen mehr. Nach über einem Jahr wurde ein nagelneuer Gabelstapler mit Kabine, hydraulischer Federung und orthopädisch gestaltetem Sitz angeschafft. Außerdem war durch Umorganisation der Fahrwege sichergestellt worden, dass der Mitarbeiter nicht mehr an zugigen Stellen vorbeifahren musste. Ein erneuter Arbeitsversuch wurde anberaumt. Die Gewerkschaft hatte vorsorglich den Bezirksvorstand samt Anwalt zu diesem Ereignis aufgeboten. Auch dieser Arbeitsversuch musste abgebrochen werden, weil der Mitarbeiter signalisierte, dass er auch mit dem neuen Gerät keine Schicht lang arbeiten könne. Anschließend wurde die Angelegenheit im Personalbüro gemeinsam besprochen. Die Firma bestand auf einer sofortigen Arbeitsaufnahme. Der Gewerkschaftsanwalt hielt dagegen und verwies darauf, der Mitarbeiter würde ein erhebliches Risiko für seinen zukünftigen Gesundheitszustand eingehen, wenn er die Arbeit wiederaufnehmen würde. Zu dem Thema „Gesundheitsrisiko bei Weiterbeschäftigung" verlangte die Firma nun eine „letztinstanzliche" Beurteilung durch den Betriebsarzt, den diese Causa seit Monaten immer und immer wieder beschäftigt hatte. Ich erklärte den Anwesenden, dass der Mitarbeiter mit dem neuen Stapler von betriebsärztlicher Seite durchaus nach einer Eingewöhnungszeit vollschichtig, ohne Risiko für seinen zukünftigen Gesundheitszustand tätig sein könne. Darauf der Anwalt: „Da bin ich aber gespannt, wie Sie vor dem Arbeits- und Sozialgericht nachweisen wollen, dass Sie so eine Entscheidung zweifelsfrei treffen können."

„Do ben e gar net so g'spannt wia Sia. Falls es je so weit kommt, no nemm i mir oin wia Sia ond no werdet mir seha, was passiert."

Der Mitarbeiter wurde nach Zahlung einer moderaten Abfindung freigestellt.

Die freitägliche Nachmittagssprechstunde war dann bloß noch ein Klacks und schon war es da, das Wochenende, eingeschwebt wie ein Lufthauch. Diesen Wochenverlauf in Form eines Dauerwochenendes trug ich einmal meinen Bergwachtkameraden an einem verregneten Sonntagnachmittag auf unserer Hütte vor, und zwar unter der Vorstellung, für sich auch einen derartig lockeren Wochenablauf ins Auge zu fassen. In meinem Alleinstellungswahn bezüglich eines derartigen Wochenablaufes rührte mich nahezu der Schlag, als unser Kamerad Emil lachend erklärte: „Des isch nix

B'sonders. Do bisch du aber arm dro. Bei mir fangt's Wochenende scho am Montagmorga noch em Vesper an."

Sprechstunde

Während der Sprechstundenzeiten arbeitet ein Arzt an seinem ureigensten Arbeitsplatz und wie er diese Arbeit gestaltet, ist in erster Linie eine Frage der Organisation. Der reibungslose Ablauf der Sprechsunde im Sinne eines Dienstleistungsunternehmens hängt vornehmlich von der Erfahrung der Mitarbeiterinnen und von der Disziplin des Arztes ab. Die Sprechstundentermine wurden bei uns nach dem Prinzip vergeben, dass jeder Patient an dem Tag einen Termin erhielt, an dem er um einen gebeten hatte. Daher mussten schon bei der Vergabe der Termine die Weichen gestellt werden. Eine erfahrene Mitarbeiterin kann einschätzen, wie lange die Konsultation bei dem einen oder anderen Patienten dauern wird. Eine Pufferzeit für unvorhergesehene Umstände, Notfälle und neue Patienten muss einberechnet werden.

Je kleiner ein Betrieb, um so wichtiger sind die Mitarbeiter. Das gilt besonders auch für eine Arztpraxis. Eine freundliche, kompetente und zugewandte Arzthelferin am Empfang und am Telefon repräsentiert die Praxis und ist mit ausschlaggebend für das Bild, das die Patienten von der Praxis haben. Während meiner ganzen Tätigkeit hatte ich mit ganz wenigen Ausnahmen immer Mitarbeiterinnen, die die freundliche, positive und disziplinierte Atmosphäre unserer Praxis wunderbar nach außen vermittelten. Es war ein harmonisches Zusammenarbeiten, bei dem ich mich voll und ganz auf die Behandlung der Patienten konzentrieren konnte. Die Mitarbeiterinnen kümmerten sich selbstverantwortlich um den Praxisablauf und die Patienten. Diesbezüglich hat mich meine Frau immer als einen „Lucky Devil", einen Glückspilz bezeichnet.

Ein zur Sprechstunde einbestellter Patient sollte nicht länger als 20 bis 30 Minuten im Wartezimmer warten müssen, zumal der Kontakt mit dem Arzt meistens nicht einmal zehn Minuten dauert. Da ist die Disziplin des Arztes gefragt, dem bei diesem Arbeitstakt natürlich keine Zeit zur Selbstdarstellung und zum Schwadronieren bleibt. Für Kaffeepausen, Vertreterbesuche und für private Telefongespräche bleibt auch keine Zeit. Die Patienten passen sich diesem geordneten Ablauf an, weil sie merken, hier wird keine Zeit unnötig vertan und man wird bei dem hoch konzentrierten Einsatz von Mitarbeiterinnen und Arzt in einem solchen System sehr gut behandelt. Während der Urlaubsvertretung baten Patienten der vertretenen Ärzte unsere Mitarbeiterinnen gelegentlich, ihren Kolleginnen in den vertretenen Praxen unser Sprechstundensystem beizubringen.

Im Winter war ich nach der Sprechstunde manchmal über die zehn Zentimeter Neuschnee überrascht, die seit dem Beginn der Sprechstunde gefallen waren. Ein unschätzbarer Vorteil dieser Arbeitsweise ist, dass man seinen Arbeitsplatz spätestens gegen 18:30 Uhr verlassen kann. Das bedeutet Lebensqualität für Mitarbeiterinnen und Arzt.

Auch für die eher seltenen Ausnahmeumstände gab es verträgliche Regelungen. Gelegentlich stellt sich bei einem Erstkontakt heraus, dass eine umfangreichere, den getakteten Ablauf sprengende Abklärung erforderlich ist. In solchen Fällen wird der Patient am nächsten Vormittag einbestellt und kann dann in aller Ruhe gründlich befragt und untersucht werden. Als Bereitschaftsarzt der Bergwacht musste ich manchmal direkt aus der Sprechstunde zu einem Kletterunfall oder zu einem Verletzten auf der Skiloipe oder zu einer anderen Bergung aus unwegsamem Gelände ausrücken. Alle speziellen Ausrüstungsgegenstände waren immer im Auto, sodass ich in kürzester Zeit einsatzbereit war. Während meiner Abwesenheit vereinbarten die Mitarbeiterinnen mit den Wartenden neue Termine, die vorgemerkten Patienten wurden angerufen und um Geduld gebeten. Für die echten Notfälle wurden spätere Termine nach Beendigung des Einsatzes vereinbart. Berufstätige, vor allem selbstständige Handwerker, die von entfernten Baustellen während der Sprechzeiten nur unter Schwierigkeiten in die Sprechstunde kommen konnten oder die nur eine Auffrischimpfung benötigten, wurden am späten Abend in der kleinen Notfallpraxis in meinem Privathaus, unabhängig von den regulären Sprechzeiten, behandelt.

Direkt nach meiner Niederlassung als Allgemeinarzt in der bestehenden Praxis, die ich dann über zehn Jahre als Gemeinschaftspraxis mit meiner Mutter betrieb, wollte ich im Praxisablauf und bezüglich des ärztlichen Erscheinungsbildes einiges „modernisieren". Unter anderem wurde jeder Patient bei einem Praxisbesuch auch gewogen. Da ich unbedingt den Eindruck eines „Halbgottes in Weiß" nicht einmal im Ansatz aufkommen lassen wollte, räumte ich die weißen Mäntel im Schrank nach hinten und hielt die Sprechstunde in meiner normalen Umgangskleidung ab. Auf Druck der öffentlichen Meinung im Ort, die mir durch Sportkameraden und wohlmeinende „Onkel und Tanten" zugetragen wurde und die besagte, dass ein Arzt weiß gekleidet zu sein habe, trug ich von da an einen kurzen, weißen Pflegerkittel mit weißer Hose. Gewichtsbestimmungen wurden dann auch nur noch bei Bedarf durchgeführt.

Ein Hausarzt hat den Vorteil, dass er seine Patienten über lange Zeit kennt. Er kennt außer der Krankengeschichte auch ihre Familienverhältnisse, ihre Lebensumstände und in meinem Falle bei vielen auch den Arbeitsplatz. Mit diesem

Vorwissen kann man vielen Patienten in der Sprechstunde oft schon an der Nasenspitze ansehen, ob ein ernsterer Grund für ihren Besuch vorliegt.

Den Umgang mit den Patienten, die Strategien der Gesprächsführung, das Lesen der Körpersprache des Patienten und die Wirkung der eigenen Körpersprache kann man während des Studiums und der Ausbildung leider nicht lernen. Was man von zu Hause mitbekommen hat, ergänzt durch einige, den Ausbildern und Chefs abgesehene, erfolgreiche Verhaltensweisen, muss für den Anfang genügen. Natürlich lernt man, wie jedes Lebewesen, viel durch Versuch und Irrtum. Bald hatte ich es mir abgewöhnt, einen Patienten nach seinem Befinden zu fragen. Solche Fragen fordern unrichtige Antworten geradezu heraus und leiten einen unproduktiven Gesprächsverlauf ein. Wer seine Patienten kennt, sieht ihnen ihr Befinden an. Mit der Frage „wie geht es Ihnen?" legt der Arzt den Grundstein für ein klassisches Eigentor auf dem Gesprächsspielfeld. Der Patient antwortet häufig: „Jetzt geht's mr scho wieder besser."

Wenn daraufhin der Arzt, im Wahn einen Punkt zu machen, erwidert: „Sehet Se, i glaub' da haben wir s'richtige Medikament eingesetzt", dann nimmt das Unheil seinen Lauf.

„Ha noi, des glaub i jetzt net. Die Pilla han e nämlich erscht gar net eig'nomma."

Folgende Gesprächseröffnung empfiehlt sich nicht: „Frau Spächele, Sie sehen heute aber gut aus."

Diese Aussage wird gemeinhin nicht als Anerkennung empfunden, sondern als Infragestellung des Leidensdruckes, schließlich geht man ja nicht grundlos zum Arzt. Die belehrende Antwort folgt dann auch sofort: „Des isch's ja grad dr Jammer, wega meine rote Bäckla glaubt mir keiner, dass mir's net gut geht."

Wer eine Arztpraxis im ländlichen Schwaben betreibt und dort nicht auch aufgewachsen ist, also die feinen Botschaften in den Pausen zwischen den Worten nicht hören kann, der stößt unweigerlich nach kurzer Zeit gesprächstechnisch an fast unüberwindbare Hindernisse. Die Anamnese, das ist die Ausforschung über den Hergang, die Dauer, den Verlauf und die Art der Beschwerden, ist ein Grundpfeiler für die Diagnosefindung. Es obliegt der Menschenkenntnis des Arztes zu erkennen, ob die Antworten des Patienten auf seine forschenden Fragen untertrieben abwiegelnd, übertrieben jammernd oder sachlich nachvollziehbar korrekt sind. Wenn auf nahezu jede Frage aber immer nur eine stereotype Antwort kommt, ist der Arzt bei der Erhebung der Anamnese schwer behindert, und das ist nicht so selten.

„Herr Melzer, welche Beschwerden haben Sie denn?"

„Mir isch's so schlecht."

„Aha, ist es Ihnen übel, zum Erbrechen?"

„Noi, noi, mir isch's bloß schlecht."

„Haben Sie Schmerzen?"

„Ha noi des eigentlich net, mir isch's halt schlecht."

„Ist Ihnen schwindlig?"

„Noi, eba schlecht."

„Ja, was verstehen Sie denn unter schlecht sein?"

„Was soll ich saga, einfach allmachts elendsschlecht halt."

Mit der Zeit hört man sich in die örtlichen Dialekteigenheiten ein aber gelegentlich wird man mit Ausdrucksweisen konfrontiert, die einen ratlos machen. Die übersetzende Nachhilfe durch die Mitarbeiter ist dann die letzte Rettung. Während einer Praxisvertretung am Rande des Schwarzwaldes erklärte mir ein Patient, er sei „scho zwoimol am Däfer na". Ich wurde aufgeklärt, dass der Patient zum wiederholten mal an der Wandvertäfelung heruntergesunken sei, an der er sich hatte abstützen wollen. Das bedeutet, dass er zweimal kollabiert war. Solche Ausdrücke können nur in einem Landesteil Schwabens, nämlich in Schwarzwaldnähe entstehen, in dem die Zimmerwände in vielen Häusern anstelle von Tapeten mit Holz verkleidet sind.

Die Patienten wurden bei uns persönlich ins Sprechzimmer gebeten, wo ihnen der Blutdruck gemessen wurde und wo sie dann neben den Schreibtisch gesetzt wurden. Eine frontale Gesprächsführung vermied ich möglichst. Entsprechend der vorher erlebten Wartezimmersituation waren allerdings die Blutdruckwerte gelegentlich nicht zu verwerten. Es kam vor, dass im Wartezimmer fünf Patienten saßen, ein stark behaarter Mann mit Vollbart und ungebändigter Haarpracht, eine Mutter mit einem kleinen Buben und zwei nicht weiter auffällige Wartende. Plötzlich sagte das Kind laut in dem mucksmäuschenstillen Wartezimmer: „Mamma, en dem Wartezimmer hocket vier Menscha ond oi Aff!"

Daraufhin war der mütterliche Blutdruck längere Zeit weit über der Norm. Nicht so selten treffen im Wartezimmer eines so kleinen Ortes Menschen aufeinander, die sich freiwillig nicht so nahe kommen wollen. Da ist das Ehepaar, das sich mitten in einem scheidungsbedingten Rosenkrieg befindet, oder es kommen Mitglieder der eigenen oder anderer Familien nebeneinander zu sitzen, die sich seit Jahrzehnten aus zwischenzeitlich nicht mehr nachvollziehbaren Gründen aus dem Weg gehen und nicht einmal grüßen.

Manchmal geht es in der Sprechstunde auch um nicht krankheitsbedingte Ereignisse. Im Sprechzimmer wartete auf mich eine sichtlich sehr traurig gestimmte Patientin, etwas zusammengesunken ohne viel Körperspannung und vom Weinen geröteten Agen.

„Herr Doktor, ich bin nicht krank. Sie kennen doch meinen Hund Bobusch, der ist gestern gestorben.“

Natürlich kannte ich den Bobusch, der mich bei Hausbesuchen immer schwanzwedelnd begrüßt hatte.

„Sie haben auch Hunde und Sie sind ein Hundeliebhaber und daher sind Sie der einzige Mensch im Ort, mit dem ich über meinen Verlust reden kann, weil er mich versteht und mich nicht für eine spinnige Wachtel hält. Nach dem Tod meiner Eltern und meines Mannes war der Bobusch doch meine ganze Familie.“

In so einem Fall ist einfühlendes Zuhören, vielleicht auch eine kleine Geste der Zuwendung, gefragt. Tröstende Worte finden sich da nicht. An so einem Tag wird der sorgfältig abgestimmte Terminplan für die Sprechstunde zur Makulatur.

Eine ganz spezielle Sprech- und Behandlungsstunde ergab sich an einem Samstagnachmittag ergeben. An der Haustür stand Uli, ein elfjähriger Junge aus der Nachbarschaft, mit einem Huhn der Rasse Leghorn im Arm. Ich führte ihn durch den Garten ums Haus und platzierte ihn auf der Terrasse in einen Gartenstuhl, worauf er sofort zur Sache kam:

„I komm wega meinera Henn. Dui hoißt Erna, se lauft nemme richtig ond frisst au net.“

Er war ganz auf sein Huhn konzentriert, ohne die beiden ausgewachsenen Leonberger zu beachten, die sich neben ihn gesetzt hatten, um das Geschehen neugierig aus der Nähe zu beobachten. Ich tastete den Körper des Huhns ab, das alles stoisch über sich ergehen ließ. Am rechten Schenkel war eine Vorwölbung zu fühlen, bei deren Berührung das Huhn protestierend Laut gab. Nach Entfernung einiger Federchen wurde ein reifer Abszess sichtbar. Hier musste nach der Jahrhunderte alten chirurgischen Vorschrift „ubi pus, ibi evacua“

(wo sich Eiter befindet, muss er ausgeräumt werden) verfahren werden. Ich erklärte dem Buben das erforderliche Vorgehen und eröffnete mit seinem Einverständnis mit einem kleinen Schnitt den Abszess, um den Eiter abzulassen. Eine Drainage und ein Verband kamen nach der Eiterentleerung in so einem speziellen Fall natürlich nicht in Frage. Der Junge bedankte sich für die Behandlung seines Huhns, drückte Erna an sich und verließ schnurstracks den Garten. Nach einigen Tagen hat er mir strahlend berichtet, dass Erna wohlauf sei und nun bestimmt bald ihr Legegeschäft wieder aufnehmen würde.

Eine ganz besondere Sprechstunde

Im Jahre 1992 besuchte ich mit meiner Frau im Rahmen einer Süd-Ost-Asienreise wieder einmal unseren Freund Friedhelm, der mich sehr erfolgreich mit dem Tropenoekologie-Virus infizierte und der uns über die Jahrzehnte eine ganze Reihe von Projekten der deutschen Entwicklungshilfe und der Abteilung „Ökologie Tropischer Agrarsysteme" der Uni Hohenheim näherbrachte.

Wir trafen ihn auf den Philippinen, in der Provinz Leyte auf dem Campus der Visaya Staats Universität, wo er ein langjähriges Projekt über eine neue Art der Wiederaufforstung abgeholzter Tropenwälder betreute. Dort bekamen wir die Wiederaufforstungsflächen gezeigt und durften mit ihm dann noch ein ganz besonderes Projekt auf einer Miniinsel in der Camotes-See vor der Küste besuchen.

Die Insel Mahaba ist nur 20 ha groß. Sie ist eine von vier Kleinstinseln, auf denen insgesamt etwa 600 Menschen leben. Das Gebiet war damals als Meeresschutzgebiet ausgewiesen, in dem als Entwicklungsprojekt die zerstörten Korallenriffe wiederaufgebaut werden sollten. Wir waren zu Gast bei einer Meeresbiologin, die dieses Projekt betreute, in einem kleinen Bambushäuschen lebte und dort auch ihre Geräte untergebracht hatte. Im Obergeschoss befanden sich unter einem Wellblechdach vier Bambuspritschen, zu denen man über einen eingekerbten Baumstamm hochklettern musste. Das Thermometer zeigte 42°C bei absoluter Windstille. Zum Abendessen stellten wir Tisch und Stühle ins Meer, um uns zumindest eine Abkühlung einbilden zu können. Weil das Eis, in dem der Biervorrat für zwei Tage gelagert war, zusehends abschmolz, mussten wir den gesamten Vorrat bereits am ersten Abend trinken. Trotzdem war an

Schlafen kaum zu denken. Auf der Bambuspritsche konzentrierte man sich darauf, ja keine unnötige Bewegung zu machen und ganz ruhig zu atmen. Ein Paradebeispiel für die Anwendung der Techniken des autogenen Trainings.

Gegen Morgen kühlte es auf 35°C ab und man hörte in aller Herrgottsfrühe Getrappel und Gemurmel vor dem Haus. Ich hangelte mich ins Erdgeschoss hinab und öffnete die Eingangstür. Etwa 15 Personen, die meisten mit Kleinkindern auf dem Arm, begannen unter nachlassendem Geschnatter, sich in einer Reihe aufzustellen. Anscheinend hatte die Biologin den Einwohnern von unserem Besuch erzählt und wohl auch angedeutet, es sei ein Arzt unter den Gästen. Diese Menschen sehen in ihrem Leben kaum jemals einen Arzt. Auf die Inseln kommt keiner und zum Festland fährt man zwei Stunden mit dem Boot. Allerdings können sich die Insulaner weder den Sprit noch die Arztkosten leisten. Alles deutete darauf hin, dass jetzt der Reihe nach die angetretenen Patienten untersucht und behandelt werden sollten, was auch mit Hilfe meiner Frau geschah. Die Biologin dolmetschte und die Leute zeigten alle möglichen Haut-erscheinungen, Schwellungen, Bauchwandbrüche, schlecht heilende Wunden, infizierte Augen, alte versteifte Verrenkungen und vieles mehr. Unsere Reiseapotheke, die wegen solch unvorhersehbarer Zugriffe reich ausgestattet war, war nach kurzer Zeit völlig geleert. Die letzten Patienten mussten sich mit guten Ratschlägen begnügen. Wir bekamen nach jeder Behandlung eine liebevoll geflochtene Matte oder ein geflochtenes Platzdeckchen überreicht. Diese unverwüstlichen Matten aus den Blättern des Schraubenbaumes haben wir heute noch. Im Rahmen des Projekts hatten die Insulaner das Flechten erlernen müssen, weil sie als Fischer verhungert wären, denn die Lebensgrundlage für die Fische, das Korallenriff, war durch

Dynamitfischen fast völlig zerstört. Die Matten wurden auf dem Festland von einer Betreuungsorganisation für die Insulaner verkauft.

Solche Einsätze in sogenannten Drittländern machen einem immer wieder deutlich, über welche Luxusprobleme bei uns gejammert wird. So sehr wir uns bemühen, über verschiedene Organisationen und Hilfsprogramme derartigen Mangelsituationen in der medizinischen Versorgung zu begegnen, so sehr sollten wir uns auch bemühen, mit Augenmaß die ausufernde Überversorgung in manchen Bereichen unseres eigenen Versorgungssystems einzudämmen.

Hausbesuche

Hausbesuche sind eine wichtiger Schwerpunkt im Tätigkeitsspektrum eines Allgemeinmediziners. Wichtig sind sie für den Patienten, sofern er tatsächlich dringend den Arzt braucht, bettlägerig oder weitgehend immobil ist und den Arzt nicht in seiner Sprechstunde aufsuchen kann. Wichtig sind sie auch für den Arzt, der anlässlich eines Hausbesuchs das häusliche Umfeld seines Patienten kennenlernt, was zu ungeahnten Erkenntnissen führen kann. Da erwies sich ein pensionierter Beamter als Tierfreund mit einer eigenen Dressurnummer.

„Herr Dokter, i zeig Ihnen amol meine Hausdier. Dia bellet net und die haaret au net."

Mit diesen Worten griff er einen Futtereimer und öffnete die Küchentür, die direkt an den Lauterkanal angrenzte. Von dem Geklapper des Eimers angelockt, erschienen zehn bis zwanzig Bachforellen und brachten in Erwartung der Leckerbissen das Wasser zum Kochen. Die eine oder andere nahm auch Futterstückchen aus der Hand.

Hausbesuche sind nicht nur eine Leistung nach der Gebührenordnung, sie sind eine Dienstleistung und gelegentlich ist das Erreichen der Wohnung des Patienten auch eine Leistung an sich.

Da denke ich besonders an winterliche Einsätze, wenn der frisch gefallene Schnee noch nicht geräumt ist oder der spiegelglatte Straßenbelag noch nicht gestreut ist. Das ist heute selten der Fall. Schon aus diesen Gründen ist für eine Landarztpraxis ein stabiles, von allen vier Rädern angetriebenes Fahrzeug mit großer Bodenfreiheit empfehlenswert.

Manche Patienten würdigten mein Erscheinen bei schwierigen Straßenverhältnissen durchaus, zum Teil ausdrücklich:

„Fahret Se vorsichtig, i brauch Sie no."

Einer meiner Patienten hatte sein Wissen um die unabänderlichen Auswirkungen der Jahreszeiten so weit verinnerlicht, dass er in seinem Hof vor dem anstehenden Hausbesuch den Schnee nur ausgesprochen spärlich weggeräumt hatte. Auf meinen sachten Vorwurf, warum im Hof so lausig geräumt sei, meinte er trocken: „Des isch onnötig, do kommet zwei, die räumet da Schnee jedes Johr weg."

Auf meine staunende Nachfrage bezüglich der Identität dieses Helfergespanns sagte er lakonisch: „Ha Peter und Paul, wenn die do waret, hat mr en dem Höfle nie keinen Schnee mehr ‚g'habt."

Seine abgeklärte Sicht der Dinge verblüffte eines Sonntagabends auf der Gutenberger Steige einen Autofahrer aus Stuttgart, der ihn nach der ersten Wartestunde bei Schneeglätte im abendlichen Stau nach dem Skilaufen fragte, wie lange man da noch stehen müsse, um endlich ins Tal zu kommen. Die seelenruhige Antwort war: „I weiß net genau, aber erfahrungsgemäß standet montagmorgens keine Audo mehr auf dr Steig rom."

Eine ganz besondere Leistung stellt beim Hausbesuch, entsprechend der örtlichen Verhältnisse in alten Häusern, die Untersuchung und Behandlung der Kranken dar. Die Berufsausübung unter erschwerten Bedingungen hatte nicht selten das Improvisationstalent aufs Äußerste beansprucht. Da mussten Lampen installiert werden, um wenigstens das Nötigste sehen zu können. Möbelrücken war bei völlig zugestellten Schlafzimmern nicht selten erforderlich, wenn nicht gar der Patient mittels tatkräftiger Nachbarschaftshilfe gleich in ein anderes Zimmer geschleppt werden musste. Betten wurden durch Klötze angehoben, um die eigenen Bandscheiben und die der Schwestern der Diakoniestation zu schonen.

Längere Aufenthalte konnte ich manchmal nur nach dem Leeren übervoller Nachttöpfe mit anschließender Schocklüftung durchstehen.

Gelegentlich wird der besuchende Hausarzt, vielleicht aber auch nur einer, den man von Kind an kennt, zu haushaltnahen Dienstleistungen von alleinstehenden Patienten eingespannt. Da bei einem Allgemeinarzt manuelles Geschick vorausgesetzt wird, ist er sicher in der Lage einen tropfenden Wasserhahn zu dichten, ein abgefallenes Bild neu aufzuhängen oder einen Staubsaugerbeutel zu wechseln. Dass er dazu auch willens ist, wird vorausgesetzt.

Was Wunder, dass Hausbesuche nicht von allen Kollegen gerne durchgeführt werden. Über die Vergütung dieser Hausbesuchsleistung schüttelten nicht wenige Patienten ungläubig die Köpfe, wenn sie hörten, welches Honorar ein Arzt für einen Hausbesuch erhält, und wenn sie das mit ganz alltäglichen Handwerkerrechnungen für häusliche Reparaturen verglichen.

Ein Hausbesuch muss zuerst einmal bestellt werden. Da gab es gelegentlich Probleme. Die Anrufer, die einen Besuch bestellen wollten und denen das Telefonieren nicht ganz so leichtfiel, sprachen manchmal nach dem Zustandekommen der Verbindung ihren Wunsch ohne Punkt und Komma und vor allem ohne auf eine Reaktion der Gegenseite zu warten in die Telefonmuschel.

„Herr Dokter kommet Se schnell, mir geht's net gut, Sie kennet mich ja und wisset schon, wo."

Danach wurde der Hörer aufgelegt und wenn der Anrufer nicht durch seine Stimme identifiziert werden konnte, was allerdings meist der Fall war, musste man mit unguten Gefühlen einen erneuten Anruf abwarten. Auf Grund dieser Problematik konnte man auf meinen Anrufbeantworter auch nicht nach dem berühmten Piepston eine Nachricht aufsprechen.

Es ist für jedermann leicht einzusehen, dass ein Hausbesuch, von Schmerznotfällen und lebensbedrohlichen Zuständen abgesehen, für alle Beteiligten am späten Vormittag am günstigsten ist und dass er somit möglichst bis neun oder zehn Uhr bestellt werden sollte. Gelegentlich wurden Hausbesuche auch zu höchst absonderlichen Zeiten bestellt, wenn zum Beispiel Kinder oder Enkel eines Kranken nach einer familieninternen Telefonkonferenz urplötzlich nachts eine dringliche Behandlungsbedürftigkeit diagnostiziert hatten. Diesbezügliche Anrufe erreichten mich aus Berlin und Hamburg, ja sogar aus Übersee. Manchen Anrufern fiel auch erst im Urlaub beim Wintersport oder an der türkischen Mittelmeerküste ein, dass ein Arztbesuch bei den zurückgebliebenen Angehörigen, zumindest für die eigene Urlaubsruhe, keine schlechte Sache wäre. Gelegentlich erfolgten solche Besuchsbestellungen auch ohne Wissen der vor Ort pflegenden Familienangehörigen, sehr zu deren Unwillen.

„Ja, Herr Dokter, was möchtet Sie mitta en dr Nacht bei uns?"

„Ihr Schwester aus Texas hat angrufa, ihrer Mutter dät's schlecht ganga und i soll gleich noch ihr seha."

Die vor Ort pflegende Schwester fiel aus allen Wolken und entschuldigte sich. In diesem Fall kündigte sich die Härte der späteren Erbauseinandersetzung bereits zu Lebzeiten der Erblasserin an.

In seltenen Fällen, in denen eine plötzliche Befindlichkeitsstörung instinktiv als Lösungsansatz für eine krisenhafte zwischenmenschliche Spannung herhalten musste und dann konsequenterweise der Arzt zu dem Leidenden bestellt wurde, enttäuschte ich meistens die mit meinem Auftreten verknüpften Hoffnungen böse. Derartiges ereignete sich vornehmlich nachts oder an Wochenenden während des organisierten Notdienstes und es waren dann fast ausschließlich fremde Patienten, die nicht den Schatten einer Ahnung von meinem Persönlichkeitsprofil hatten.

Die meisten Hausbesuche waren im Nachhinein betrachtet erforderlich und wenn man berücksichtigt, dass die Beurteilung eines Krankheitszustandes für einen Laien nicht einfach ist und wenn man in Rechnung stellt, dass bei manchen Anrufern aus vielerlei Gründen die Nerven blank liegen, waren nahezu alle Besuche zu begründen. Hausbesuche aus der Sprechstunde heraus, um einen alten, aus dem Bett gefallenen Patienten wieder ins Bett zu heben, sind in der Gebührenordnung nicht vorgesehen, in seltenen Fällen aber nötig.

Unter welchen Umständen und ob überhaupt Hausbesuche bei Kleinkindern erforderlich sind, ist nicht endgültig zu klären. Seit eine flächendeckende Versorgung mit Kinderärzten besteht, wird die Notwendigkeit, Kleinkinder am häuslichen Krankenbett zu versorgen, eher seltener gesehen. Viele Mütter sind zwischenzeitlich auch sehr aufgeklärt und wissen, dass die sanfte Abkühlung auf dem Weg zur Arztpraxis ihrem mäßig fiebernden Kind eher gut tut. Trotzdem hatte es sich eingebürgert, dass Kinder meistens nur zum Impfen oder zur Vorsorgeuntersuchung in die nächste Stadt zum Kinderarzt gebracht wurden. Wenn sie dann aber leibhaftig krank waren, wurde vertrauensvoll der Hausarzt an das Krankenbett gerufen. Einmal galt mein Besuch einem Kind mit verdächtigen „Dipfele". Der knapp Fünfjährige lag in einem Normgitterbett, das er nahezu völlig ausfüllte. Das grotesk übergewichtige Kind hatte Windpocken und die Mutter erklärte mir: „Unser Gustävle hat lauter Dipfela am Körperle."

Leider entfuhr mir in dem Moment folgende Bemerkung:
„Sie meinet wohl, der hat Puschtla am ganza Ranza!"

Die sehr nette Familie konsultierte mich, mit Ausnahme der Großmutter, nie mehr.

Kranke Kinder mit fieberhaften Infekten rauben ihren Eltern den Nachtschlaf. Meistens gegen fünf Uhr in der Frühe ist dann die elterliche Widerstandskraft gebrochen und es wird der Arzt gerufen. Getreu einem meiner Grundsätze, am Telefon nicht über Sinn und Unsinn oder die Notwendigkeit eines Hausbesuches nachzudenken oder zu diskutieren, brach ich, auch zu meiner eigenen Beruhigung, immer sofort auf, obwohl zu diesem ungünstigen Zeitpunkt an ein Wiedereinschlafen nicht zu denken war. Selten hielten die Eltern den Zustand ihres kranken Kindes jedoch für so ernst, dass sie den Umstand auf sich genommen hätten, unverzüglich mit der ärztlichen Verordnung in eine mehr oder weniger weit entfernte Apotheke zu fahren, um sofort mit der Behandlung beginnen zu können.

„Des tut's auch noch, wenn unser Apothek im Flecka offa hat", hieß es dann.

Ein Hausbesuch bei einem kranken Kind war für mich eigentlich eine angenehme Abwechslung. Ich bemühte mich immer, die Kinder im spielerischen Umgang zu untersuchen und sie mit allerlei Faxen abzulenken. Das kam nicht bei allen gleich gut an. Eine Mutter hatte die Masche mit der spielerischen Untersuchung, Prüfung der Reflexe und des Entwicklungszustandes wohl auch nicht so richtig mitbekommen, jedenfalls weigerte sie sich, die Rechnung zu bezahlen, da ich ja nur mit dem Kind herumgealbert hätte. Sie wandte sich deshalb sogar vor Empörung an die Ärztekammer, die mich dann zu einer Stellungnahme aufforderte.

Im Sonntagsdienst wurde ich einmal zu einem kranken Kind an den Rand des Dienstbezirks, also etwa 18 Kilometer weit, gerufen. Im dritten Stock stellte ich mich bei der mir fremden Familie vor und fragte nach dem kleinen Patienten.

„Momentle", sagte die Mutter, öffnete das Fenster und rief einem etwa Vierjährigen, auf den Gartenwegen mit Karacho Dreirad fahrenden Jungen zu: „Kevin, mach, dass de raufkommsch, dr Dokter isch do!"

Nur zweimal während meiner ganzen Berufsausübung haben sich Patienten bei der Ärztekammer über mich beschwert. Das zweite Mal war es auch im Anschluss an einen Hausbesuch. Als Diensttuender im ärztlichen Notfalldienst war ich bei einem chronisch Kranken, der entsprechend der Unterlagen der Diakoniestation wohlversorgt war und zu dem sich sein Hausarzt für den nächsten Morgen zum Hausbesuch angesagt hatte. Der Sohn des Patienten erklärte mir schon an der Haustür, dass sein Vater unverzüglich in das Krankenhaus eingewiesen werden müsse. Aus der Untersuchung des Kranken konnte ich keinen Grund für eine Krankenhauseinweisung ableiten, was ich dem aufmerksam zuschauenden Sohn auch erklärte. Dieser war sichtlich verärgert und drohte mit einer ganzen Palette von Unannehmlichkeiten, falls ich starrköpfig seinen Vater nicht ins Krankenhaus einweisen würde. Bevor ich mich verabschieden konnte, läutete das Telefon im Flur. Der Mann ging zum Telefonieren aus dem Zimmer, schloss die Tür hinter sich, ohne die zweite, offene Tür zum Flur zu bemerken. Aus dem Gespräch, das ich sehr gut mithören konnte, erschloss sich mir sogleich, warum der Sohn des Patienten über die Nichteinweisung seines Vaters so verärgert war. Offenbar sollte am selben Abend ein Fußball-Länderspiel im Fernsehen übertragen werden und der arme Mann war wegen seines kranken

Vaters gezwungen, seine Teilnahme an der geplanten Fernsehparty mit den Kumpels abzusagen.

Viele Hausbesuche werden auch routinemäßig, immer wiederkehrend zu feststehenden Zeiten gemacht. Das hat den Vorteil, dass der Arzt den Verlauf chronischer Erkrankungen besser beurteilen kann. Oft gelten solche Besuche aber in erster Linie den pflegenden Angehörigen, die von Zeit zu Zeit seelisch aufgerichtet und gelegentlich von irgendjemandem für ihren Einsatz gelobt werden müssen, außerdem ist es sinnvoll, die unausweichlichen Spannungszustände, die während einer Langzeitpflege zwischen den Beteiligten auftreten, frühzeitig zu erkennen, um sie leichter entschärfen und ableiten zu können. Der an einem bestimmten Wochentag regelmäßig auftauchende Hausarzt kann dann mit der Zeit zu einem so selbstverständlichen Ereignis werden, dass man total vergisst, diesen Besuch abzumelden, wenn der Patient gar nicht da ist, sei es, weil er übers Wochenende vom diensttuenden Augenarzt ins Krankenhaus eingewiesen worden war, sei es, dass sich die Patientin per Taxi zum Friseur begeben hatte. Nun wird man sich fragen, weshalb besucht ein Arzt überhaupt Patientinnen, die so wenig krank sind, dass sie einen Friseur aufsuchen können. Die Friseure werden es wissen und ich wurde mehrfach in einen Friseursalon gerufen, weil eine meiner ansonsten bettlägerigen Patientinnen, unter der Trockenhaube kollabiert war. Der Wunsch nach einer neuen Frisur kann selbst bei sehr hinfälligen Patientinnen mehr Kräfte freisetzen als stärkende Medikamente oder Infusionen. Derartige, an Wunder grenzende Zustandsverbesserungen konnte ich häufig beobachten, nicht zuletzt bei meiner eigenen Großmutter.

Naturgemäß waren es meist ältere Patienten, die ich zu Hause aufgesucht habe. Eine betagte Patientin begrüßte mich bei einem Hausbesuch ganz in Gedanken mit: „Grüß Gott, Herr Pfarrer." Als sie mich bewusst wahrgenommen hatte, zuckte sie sichtlich zusammen und fügte schnell an: „Halt, halt, so weit isch's no lang net."

Bei der Tour durch die Ortschaften gab es allerhand zu sehen und zu erleben: wer mit wem an welcher Stelle ein Schwätzchen hält und wie die Personenzusammensetzung der Schwatzrunde sich mit der Zeit verändert. Mehrmals sammelte ich während einer Hausbesuchstour den Neufundländer „Max" weitab von seinem Zuhause auf und lieferte ihn dann daheim ab.

Nachdem im Haus des Patienten die krankheitsbedingten Fragen abgehandelt waren, wurden saisonale Gartenprobleme besprochen, wobei ich mit Ratschlägen und Saatgut gut versorgt wurde. Gelegentlich wurden auch auf Anfrage familiäre Informationen ausgetauscht und im Zuge eines solchen Gesprächs sah mich eine sehr betagte Patientin, die mich schon als kleinen Jungen gekannt hatte, erwartungsvoll an und fragte auf meinen ausufernden Haarschopf deutend: „Derf e do amol neilanga?"

Mit sichtlichem Genuss verwuschelte sie dann meine Frisur. Da war ich doch tatsächlich etwas gerührt. Mein Friseur hatte naturgemäß eine andere Beziehung zu meiner Haarpracht. „Mit Ihre Hoor könnt mr a paar Matratza fülla."

In einem anderen Fall der direkten Kontaktaufnahme von Seiten eines Patienten bei einem Hausbesuch war ich dagegen eher entsetzt. Während ich über den alten Herrn gebeugt dessen Herz abhörte, kam dieser mit seinem Kopf plötzlich aus dem Kissen nach vorn geschossen und gab mir einen laut hörbaren Kuss auf den Mund. Meine sichtliche Verwirrung quittierte er mit einem breiten Grinsen.

Bei manchen dieser Besuche stellte sich nach einigen Monaten nahezu ein Ablaufritual ein. Unvergesslich ist mir der stets gleichbleibende Satz, den mir eine Patientin nach der Verabschiedung immer nachgerufen hat: „Machet se draußa au s'Türle zu, dass mr keine Katza en da Garta kommet!"

In den USA läuft der Fernseher in den Wohnungen 24 Stunden am Tag. In Deutschland haben wir diese Einschaltquote bestimmt bald auch erreicht.

Wenn ich zu einem Hausbesuch gerufen wurde, traf ich oft die ganze Familie, einschließlich des erkrankten Familienmitgliedes, vor dem Bildschirm an. Äußerst selten wurde die Flimmerkiste nach meinem Eintreffen freiwillig abgeschaltet. Gelegentlich bedurfte es dazu einer energischen Aufforderung. Ein älterer Patient schoss jedoch in puncto Fernsehmania den Vogel ab. Er saß in seinem professionellen Krankenbett mit Klapptablett, starrte auf den Bildschirm und löffelte, ohne auf den Teller zu blicken, wie ein Automat seine Suppe. Meine laute, das Fernsehen deutlich übertönende Begrüßung blieb unbeantwortet. Der Patient blickte nicht einmal aus dem Augenwinkel zu mir her. Als ich den Fernseher abgestellt und ihm die Suppe weggenommen hatte, um ihn zu untersuchen, versuchte er mich abzuwehren, was er mit einigen unfeinen Bemerkungen kommentierte. Bei vielen alten Menschen kann man einen geistigen Abbau feststellen. Ihre Fernsehgewohnheiten werden das Problem wahrscheinlich nicht mehr dramatisch verschärfen. Die allergrößten Sorgen sollte man sich allerdings machen, wenn bereits unter Zweijährige stundenlang vor dem Bildschirm sitzen, häufig von ihren Eltern sogar dazu angehalten, damit diesen mehr Zeit für ihre eigenen Belange bleibt.

Die Anforderung eines Hausbesuches am späten Abend bringt den Doktor gelegentlich in eine Zwickmühle, vor allem, wenn er sich nach des Tages Müh und Plage ein Glas Wein gegönnt hat, weil er keinen Bereitschaftsdienst hat. Die ländlichen Verhältnisse bringen es mit sich, dass die Patienten nach dem telefonischen Abhören der Dienstzuständigkeit entweder nicht auf einen Arzt aus der nächsten Stadt warten wollen oder dass der Kranke darauf besteht, dass sein Hausarzt am Bett erscheint. Dann klingelt ein Angehöriger an der Haustür des Doktors und verlangt den Besuch persönlich unter Umgehung des Telefons.

In einer lausigen Winternacht, bei dichtem Schneegestöber, gab ich einer jungen Frau an der Haustür klar zu verstehen dass ich keinen Bereitschaftsdienst hätte und auf gar keinen Fall mein Auto in Bewegung setzen würde. Sehr gewitzt erbot sie sich, mich in ihrem Fahrzeug zu chauffieren, Heimfahrtgarantie eingeschlossen. Also zog ich mich winterfest an, holte meine Tasche aus dem Auto und stieg in ihr Fahrzeug. Auf halber Strecke, mitten im Ort, gab der Motor den Geist auf. Zufällig kam ein junger Mann aus einem Haus und wollte mit seinem Auto wegfahren. Diesen hat sie blitzschnell dienstverpflichtet, uns beide zur Wohnung ihrer Großmutter zu fahren. Er tat es, obwohl er die junge Frau nicht kannte. Mich kannte er dagegen sehr wohl und er mochte sich gedacht haben, dass sich diese Hilfeleistung eines Tages vielleicht noch segensreich auswirken könnte. Nachdem ich die alte Dame untersucht und beruhigt hatte, marschierte ich durch den tief verschneiten Ort wieder nach Hause.

Der Vorteil für Patienten mit Hausarzt auf dem Land ist, dass sie nicht nur wissen, wo ihr Doktor wohnt, sondern dass sie auch wissen, wo er sich aufhält, wenn er nicht zu Hause ist. Das größte gesellschaftliche Ereignis im Dorf ist die Jahresfeier des Turn- und Sportvereins. Das

Unterhaltungsprogramm wird von den einzelnen Abteilungen gestaltet und ist immer für Überraschungen gut. Die Gemeindehalle ist daher bei diesem Ereignis bis auf den letzten Platz gefüllt. Bevor das Programm startet, ist Gelegenheit zum Abendessen, denn der Verein verfügt nicht nur über eine ganze Palette leistungsfähiger Sportabteilungen, sondern auch über ein eingespieltes Küchenteam, das bei dieser Großveranstaltung zur Hochform aufzulaufen pflegt. Als sportbegeistertes und neugieriges Mitglied des Vereins habe ich versucht, möglichst keine Jahresfeier zu verpassen, und so gehörte es zum Allgemeinwissen im Dorf, dass ich an diesem Abend in der Gemeindehalle sein würde. Tatsächlich hinderte mich doch einmal der Schwiegersohn einer Patientin in der Turnhalle beim Abendessen durch einen, allerdings sanften Druck auf meinen rechten Oberarm am Weiteressen, um mich zu einem Hausbesuch bei seiner Schwiegermutter abzuholen.

Die Besuchsanforderung zu einem Notfall bringt den Bewusstseinszustand und den Kreislauf des Hausarztes auf Hochtouren. Auf der Fahrt zum Patienten gehen einem die seltsamsten Dinge durch den Kopf. In so einem Fall kam ich ans Bett einer stark übergewichtigen Diabetikerin. Sie war bewusstlos, Atmung, Kreislauf und Blutzucker waren in Ordnung, sie war glühend heiß, das Thermometer zeigte 40°C. Die kurze Durchuntersuchung brachte auch keinen ursächlichen Befund für den pathologischen Bewusstseinszustand. Also musste schleunigst die Körpertemperatur der Patientin gesenkt werden. Ich verlangte nach „Vorlauf“, den es in jedem bäuerlichen Anwesen gibt, schüttete eine halbe Flasche über den entblößten Bauch und Oberkörper der Patientin und wies die Angehörigen an, mangels eines Ventilators mit den Blättern der Tageszeitung und dem

Fernsehprogramm durch Fächeln die Verdunstung des Alkohols zu beschleunigen. Tatsächlich bewirkte die dadurch auf der großen Fläche erzeugte Verdunstungskälte relativ schnell ein Zurückgehen der Körpertemperatur auf 38,5°C, was zur Folge hatte, dass die Patientin die Augen aufschlug und verstört um sich blickte. Am meisten dürfte sie nach dem Erwachen der penetrante Gestank nach Zwetschgenbrandvorlauf im Schlafzimmer verwundert haben. Der übernehmende Notarzt, der sein Handwerk in einer Zeit gelernt hatte, in der das Wissen um die fiebersenkende Wirkung von feuchten Wadenwickeln schon nicht mehr zum Standartrepertoire häuslicher Hilfsmaßnahmen gehörte, war jedenfalls schwer davon zu überzeugen, dass der geschilderte Bewusstseinsausfall sicher nicht auf Alkoholgenuss zurückzuführen war.

Ein einziges Mal lehnte ich es rundweg ab, einen Hausbesuch zu machen. Während der nachmittäglichen Sprechstunde bat mich eine sehr gut deutsch sprechende Asylbewerberin telefonisch zu sich in die Behelfsunterkunft. Sie schilderte, dass sich ihr Ehemann beim Öffnen einer Konservendose den Daumen aufgeschnitten habe, die Wunde blute, aber es gehe dem Verletzten ansonsten gut. Ich erklärte ihr, ich könne in diesem Fall keine Notwendigkeit für einen Hausbesuch erkennen, außerdem sei eine ordentliche Wundversorgung nur in der Praxis möglich, weshalb sie sich mit ihrem Mann unverzüglich hier einfinden solle. Mit mehr oder weniger unfreundlichen Bemerkungen über die beklagenswerte Behandlung von Ausländern beendete sie das Gespräch. Etwa fünfzehn Minuten später brauste ein Notarztwagen mit Blaulicht und Signal an der Praxis vorbei. Von einer Ahnung getrieben wollte ich mir Gewissheit verschaffen und fragte daher sofort bei der Rettungsleitstelle nach, ob der Notarzteinsatz einem handverletzten Bewohner der Behelfsunterkunft gelten würde. Das wurde bestätigt und nach weiteren fünfzehn Minuten fuhr das Einsatzfahrzeug, diesmal ohne Blaulicht und Signal, wieder in umgekehrter Richtung am Haus vorbei mit dem Daumenverletzten an Bord.

Ein Original

So kantig und profiliert wie die Landschaft, so die Leute. Das trifft ganz bestimmt auf manche Albbauern zu. Der eine oder andere strahlte so viel Persönlichkeit aus, dass ich gelegentlich den Eindruck hatte, die Zeit wäre stehengeblieben und ich würde einem keltischen Clanchef gegenüberstehen. Auch Oberhäupter werden krank und wenn schon kranke Männer schwierig im Umgang sind, so könnte man das von kranken Fürsten noch eher erwarten. Ganz im Gegenteil, sie waren sehr beherrschte, ruhige und vernünftige Patienten. Niemals hätten sie den Arzt ohne gewichtigen Grund aufgesucht. Selbst unter erheblichen Schmerzen, sogar fiebernd kamen sie mit dem Traktor über die Alb, die Fahrsteige herunter in die Sprechstunde. Hausbesuche wurden nur angefordert, wenn nach reiflicher Überlegung und nach längerem Abwarten klar war, dass sich die Beschwerden nicht von selbst erledigen würden und dass eine ärztliche Behandlung unumgänglich war.

An die meisten Besuchsfahrten auf die Alb erinnere ich mich gern, weil schon die Anfahrt über die Albsteige und die Hochfläche ein Genuss waren. Der besondere Reiz der Landschaft und die je nach Jahreszeit wechselnde Farbenpracht wogen bei derartigen „Ausritten" den Zeitaufwand des Besuches mehr als auf. Da war der Fortgang der Arbeiten an einem Dachsbau zu beobachten und gelegentlich konnte ich sogar einem aufgescheuchten Grimbart ins Auge blicken. Rehwild, Füchse und Hasen gab es fast immer zu sehen, sogar am hellen Tag. Auf dem Heimweg nahm ich daher manchmal nicht den direkten Weg, um mich noch länger in dieser Landschaft aufhalten zu können und um an einigen meiner Lieblingsplätze vorbeizufahren. Im Winter fiel mir die Entscheidung, den einfacheren Weg über die Bundesstraße zu nehmen oder den beschwerlicheren und gelegentlich auch riskanteren Weg über die Lenninger Albsteige, oft nicht leicht. Die verschneiten, verwehten und selten gespurten Wege durch die Feldflur waren jedoch eine Herausforderung, der ich mich stellen wollte, außerdem war es, zumindest anfänglich, wie ein Ritterschlag für mich, wenn der Kranke, wohl wissend, was so eine Anfahrt bedeutete, als Erstes fragte: „Send Se über d'Steig komma?" und mir dann anerkennend zuzwinkerte, wenn ich das bejahen konnte.

An einem sonnigen Tag im späten Frühjahr galt mein Besuch eigentlich der Ehefrau eines dieser „Albfürsten", der in den Wochen davor längere Zeit an einer Bronchitis erkrankt war, was für einen über Achtzigjährigen keine Kleinigkeit ist. Nachdem ich seine Frau untersucht hatte, wollte ich noch mal seine Lunge abhören, fragte, ob er im Hause sei, und bekam folgende Antwort: „Der hockt en dr Scheune. Bassed Se auf, wenn Se neiganget, der hat s'gladene Gewehr auf seinem Schoß und sitzt auf an Iltis o, der auf unsere Henna aus isch."

Mit der gebotenen Vorsicht und ausreichend laut näherte ich mich dem Jäger, der sich nach einem kurzen, missmutigen Grummeln über die verpatzte Pirsch an Ort und Stelle die Lunge abhören ließ. Bei solchen Gelegenheiten kamen wir über Gott und die Welt ins Gespräch. Einmal erzählte er mir von seiner Militärzeit. Vielleicht wollte er damit andeuten, dass er zum Berufsstand des Arztes ein näheres Verhältnis hatte, als anzunehmen war. Er war nämlich in der Bundesfestung Ulm Bursche bei einem Stabsarzt gewesen. Der Stabsarzt sei eines Tages, Tag und Stunde wurde mir genau berichtet, unvorhergesehen vorzeitig vom Dienst heimgekommen und er, der ihn noch nicht erwartet hatte, hatte seine

Uniformjacke vorschriftswidrig nicht vollständig zugeknöpft. Der alte Mann gab seiner Stimme einen festen Klang und hob auch die Lautstärke deutlich an, als er mir auf Hochdeutsch rapportierte, was der Stabsarzt beim Betreten der Wohnung zu ihm gesagt hatte: „So eine Nachlässigkeit, Mann. Das nächste Mal werde ich Sie für eine derartige Disziplinlosigkeit bestrafen!“

Der letzte Hausbesuch bei diesem kantigen Älbler hat mich stark beeindruckt. Er war vor dem Haus gestürzt, hatte danach heftige Schmerzen im Hüftbereich verspürt und war sofort zu Bett gegangen. Seine Frau rief an, ich solle am Abend nach der Sprechstunde zu ihm kommen. Er lag tatsächlich noch im Bett und schon beim Zurückschlagen der Decke war durch die nach außen gedrehte Lage des einen Beines augenblicklich die Diagnose klar, Schenkelhalsfraktur. Ich erklärte ihm den Befund und sagte ihm eindringlichst, dass er unverzüglich mit dem Rettungswagen ins Krankenhaus gebracht werden müsse, weil ein derartiger Bruch so bald als möglich operativ versorgt werden muss. Als ich mich zum Telefon bewegte, um den Krankenwagen anzufordern, rief er mich zurück und verfügte mit eisenharter Bestimmtheit, dass es jetzt Zeit sei zum Vespern und dass er noch einiges ordnen müsse und dass er, wenn überhaupt, erst am nächsten Morgen ins Krankenhaus gehen würde. Wie um das Gesagte zu bestätigen, quälte er sich aus dem Bett, schleppte sich zum Tisch, auf dem das Vesper bereits hergerichtet war, und begann zu essen. Ich wusste, dass es völlig sinnlos gewesen wäre, ihn zum Überdenken seiner Entscheidung zu drängen, und verabschiedete mich. Das angebotene Schmerzmittel hatte er abgelehnt. Der gebrochene Schenkelhals wurde dann am Folgetag operiert und der betagte Patient überstand den Eingriff gut. Er starb dann später an einer anderen

Erkrankung im Krankenhaus. Wie immer, wenn einer meiner Patienten im Krankenhaus verstarb, besuchte ich auch hier die Angehörigen, in diesem Fall die Ehefrau, um mit ihr über die Umstände des Todes ihres Mannes zu sprechen, um Fragen zu beantworten und um mein Mitgefühl auszusprechen und um bei der Trauerarbeit behilflich zu sein. Die alte Frau war sehr gefasst und sagte unter anderem über ihren verstorbenen Mann: „Des war a guter Mann, der hat mich gar nie schwer schaffa lassa.“

Berufsaussichten

Die echte Prüfung für die Eignung zum ärztlichen Beruf und die einzig wirkliche Überprüfung der in Studium und Berufsausbildung angehäuften Kenntnisse erfährt der neu niedergelassene Allgemeinarzt während der Hausbesuche. Sozusagen allein an der Front, ohne die Möglichkeit, in einem Handbuch nachzuschlagen oder einen erfahrenen Kollegen telefonisch fragen zu können, ohne das aufmunternde und Selbstbewusstsein stärkende Augenzwinkern einer wohlwollenden, erfahrenen Stationsschwester, wird man dann am Krankenbett in einer völlig ungewohnten Umgebung unter oft erschwerten Bedingungen von einem Gefühl der Hilflosigkeit eingefangen. Keiner wird von der schmerzlichen Erkenntnis verschont, dass noch viel Erfahrung und Routine wie auch ein gehöriges Maß an speziellem Wissen um die praktische Medizin fehlen, um in solchen Situationen die Ruhe und Zuversicht, die von einem erwartet wird, auszustrahlen. Die einen empfinden das mehr, die anderen weniger, manche, wie es scheint, überhaupt nicht. Glücklicherweise werden derartige Seelenzustände mit den Jahren seltener, gänzlich verschwinden sie jedoch nie.

Ganz zu Beginn meiner Tätigkeit als niedergelassener Allgemeinmediziner kam ich bei einem Hausbesuch in eine Situation, für deren Bewältigung weder während des Studiums noch in einer Klinik Lösungsvorschläge angeboten werden. Ein hochbetagter, allein lebender Mann hatte mich zu sich gerufen, empfing mich im Bett liegend und berichtete ausgesprochen wortkarg, dafür aber mit dem deutlichsten Ausdruck des Unwillens und der Ärgerlichkeit, dass er sich krank fühle. Ein Gespräch konnte ich nicht in Gang bringen, weil ihm die Anwesenheit eines Arztes in seinem

Schlafzimmer sichtlich Verdruss bereitete. Wahrscheinlich hatte die Verwandtschaft auf dem Arztbesuch bestanden. Vielleicht hatte er auch beschlossen, es dem Jungspund zu zeigen, jedenfalls war über Art, Dauer und Verlauf seiner Beschwerden nichts zu erfahren. Auf jede noch so schlaue Frage antwortete er abwechselnd: „Mir isch's halt net gut" oder „I bin so müd" oder „I schlaf schlecht".

Ich untersuchte den Patienten sorgfältigst von Kopf bis Fuß und maß und registrierte alle Daten, die man am Krankenbett erheben kann. Alles sehr zum Unwillen des Patienten, der die zeitaufwendige Prozedur mit zunehmend zweifelndem Stirnrunzeln über sich ergehen ließ. Puls, Blutdruck und Körpertemperatur waren unauffällig und bei der körperlichen Untersuchung konnte ich ausschließlich altersentsprechende Normalbefunde erheben. Mehrfach kontrollierte ich im Geiste mein Vorgehen, um ja nicht den winzigsten Befund zu übersehen. Schließlich kam ich zu dem Schluss, dass bei dem alten Herrn außer einer momentanen Unpässlichkeit bestimmt kein näher zu definierendes Krankheitsbild vorliegen würde. Als die Untersuchung beendet war und ich meine Instrumente wieder einpackte, sah mich der Patient erwartungsvoll an und mir wurde schlagartig klar, dass er nun ein Heilmittel für seine „Krankheit" von mir verlangte. Beobachtendes Nichtstun und Abwarten sind Strategien, die man sich erst im Verlauf vieljähriger Berufsausübung aneignen kann. Um Zeit zum Nachdenken zu bekommen und um seinen Erwartungen zu entsprechen und natürlich um zu zeigen, dass ich die Lage im Griff hatte, zückte ich den Rezeptblock. Ich sah mich von der Situation gezwungen, irgendein Mittel aufzuschreiben, und gleichzeitig überlegte ich fieberhaft, welches Mittel wohl akzeptabel sein würde und welches vor allem den Patienten nicht durch Nebenwirkungen tatsächlich doch noch krank machen könnte. Ich verordnete ihm Kamillentee, mehrmals eine Tasse täglich. Er nahm das Rezept mit einem vernichtenden Blick in Empfang und zeigte mir, dass jetzt das Ende meines Besuches gekommen war, indem er sich ablehnend zur Wand drehte. Ich zog mich zurück, versprach, in zwei Tagen wiederzukommen, und bat um eine sofortige Nachricht, falls sich sein Zustand verschlechtern sollte.

In dem damaligen Stadium meiner Berufsausübung hatte ich noch nicht einmal den Schatten einer Ahnung davon, dass Menschen sehr wohl manchmal unter körperlichen Beschwerden leiden, ohne dass sie dazu nähere Angaben machen können. Es leuchtet ein, dass ein Arzt bei Beschwerden, die durch berufliche Probleme, familiäre Schwierigkeiten oder nachbarschaftlichen Ärger bedingt sind, sehr oft bei der Untersuchung keinerlei krankhaften Befund erheben kann. Diese hintergründigen Umstände sind einem altgedienten Hausarzt durch den langjährigen Kontakt mit seinen Patienten und deren Umfeld vertraut und werden bei der Beurteilung eines undurchsichtigen Krankheitsbildes ganz unbewusst berücksichtigt.

Nach zwei Tagen erschien ich wie versprochen. Der Patient saß im Wohnzimmer, vollständig angezogen, und las Zeitung. Er begrüßte mich außerdem recht freundlich und zeigte sich erheblich redseliger als bei unserem ersten Zusammentreffen. Mir fiel eine Zentnerlast vom Herzen, denn ich hatte mir in der Zwischenzeit allerhand Gedanken gemacht, ob ich nicht doch etwas übersehen hätte oder ob ich den Patienten mit meiner Verordnung nicht verärgert hätte. Nichts von alledem. Er bemerkte nach der Begrüßung: „Gugget Se amol meine Auga , die send doch scho wieder ganz mucker. Und überhaupt geht mir's wieder ganz gut. Mei Dochter hat mr gestern Linsa mit Spätzla g'macht. Mr sott net glauba, was so a Kamillatee ausmacha kann. Wisset Se, zuerschd war e richtig narret auf Sie, weil Sie mir keine Tabletta aufgschrieba hend. Do han e bei mir denkt, der wird's bei uns net lang macha, wenn ihm nix Besseres einfällt."

Bevor ich mich verabschiedete, wurde er direkt redselig und erzählte von seiner Lehrzeit als Elektriker unter der Fuchtel meines Großvaters als Lehrherrn. Zum Schluss sagte er augenzwinkernd: „Wisset Se, außerdem bin ich schon au neugierig gwesa, was der ‚Blitzer' August Henkel für an Enkel hat."

Mündige Patienten in unserem medizinischen Versorgungssystem

Was eine scheinbar unbegrenzte Geldmenge, gepaart mit einem flächendeckend schwächelnden Verantwortungsbewusstsein der Versichertengemeinschaft gegenüber, in dem medizinischen Versorgungssystem eines Staates anrichten kann, erschließt sich einem unmittelbar durch den Vergleich mit unseren Nachbarländern. Nirgendwo auf der Welt werden Ärzte so oft kontaktiert wie in der Bundesrepublik Deutschland. Nirgendwo wird so oft zum OP-Messer gegriffen wie bei uns. Nirgendwo gibt es mehr Herzkatheterplätze und Computertomografen wie hierzulande. Nirgendwo, außer in Belgien und Luxemburg, ist die Strahlenbelastung der Patienten durch die Diagnostik so hoch wie hierzulande. Die modernen technischen Diagnosemöglichkeiten, unter deren Finanzdiktat die ureigenste ärztliche Hand- und Hirnarbeit zusehends verkümmert, bescheren uns keine umwerfend besseren Ergebnisse, weder bei der Behandlung der Erkrankungen noch bei der Verlängerung der aktiv genießbaren Lebenszeit.

Nicht genug damit, findige ärztliche Unternehmer haben zusätzlich die sogenannten IGEL-Leistungen ersonnen. Das sind diagnostische und beratungstechnische Sonderleistungen, die von den gesetzlichen Krankenkassen nicht bezahlt werden, die aber für eine sichere Diagnostik, in wie auch immer gearteten Grenzfällen, unverzichtbar sein sollen. Um diese Leistungen an den Mann oder die Frau zu bringen, werden täglich unzählige Male die diesbezüglich eindeutigen Vorschriften der Kassenärztlichen Vereinigungen missachtet.

Die real bestehenden Misslichkeiten, mit denen ein Patient zu kämpfen hat und unter denen er, neben seinen krankheitsbedingten Beschwerden, leidet, sind erschwerte Terminbeschaffung für Untersuchung und Behandlung, unmäßige Wartezeiten in übervollen Wartezimmern oder auf Fluren und zunehmende Degradierung der eigenen Person zu einem behandlungsbedürftigen Objekt durch viele Ärzte und deren Mitarbeiter, sowie durch Verwaltungsangestellte der Hospitäler. In diesem Zusammenhang muss auch die zeitweise unzureichende Notfallversorgung an Wochenenden und Feiertagen genannt werden, genau so wie die Lahmlegung von Notfallambulanzen der Krankenhäuser durch unzählige Patienten, die in einer derartigen Einrichtung völlig falsch am Platz sind.

Das alles folgt zwangsläufig aus den Besonderheiten des gegenwärtig bestehenden sozialen medizinischen Versorgungssystems. An Besonderheiten sind im Einzelnen zu nennen: Gebührenordnungen, Honorarvereinbarungen, hochfliegende Ausbildungsanforderungen an Mitarbeiter, Arbeitszeitrichtlinien, beamtenrechtliche Verkrustungen, tarifvertragliche Ungereimtheiten sowie juristische Querelen. Diese werden letztendlich hervorgerufen von einem erheblichen, zum Teil durch den Versorgungsstaat andressierten Anspruchsdenken. Das alles wird verschärft durch einen zunehmenden Hang der Beschäftigten im Bereich der medizinischen Versorgung und nicht nur in diesem System, zu einer wie auch immer gearteten günstigen Work-Life-Balance. Am Rande soll nicht verschwiegen werden, dass auf allen Ebenen des Systems auch monetäre Gier und Machtansprüche der Beteiligten eine Rolle spielen.

Die beklagenswerten Unzulänglichkeiten des gegenwärtigen Systems werden nicht geändert werden, zumindest nicht in absehbarer Zeit, weil keiner der Beteiligten das wirklich will und weil der Leidensdruck auf keinen der Beteiligten groß genug ist. Beteiligte Akteure des Systems sind die Patienten, die Ärzte, die Krankenkassenfürsten und die Politiker und zuletzt auch die Gewerkschaften.

Die Unstimmigkeiten des Systems werden durch eine haarsträubende Berichterstattung in den Medien zwar verteufelt, aber nicht verbessert und auch kaum realistisch, ohne ideologische Hintergedanken, dargestellt.

Das Tüpfelchen auf dem i ist jedoch die Erfindung des „mündigen Patienten". Die Rede ist von dem erkrankten, fiktiven „mündigen Bürger". Die Vorstellung von einem mündigen Bürger hat die Politik geschaffen, was sehr erstaunt, da die Politik andererseits bei der Feinknüpfung des sozialen Netzes geradezu einen unmündigen Bürger züchtet, indem sie ihm Entscheidungen abnimmt, seine Eigeninitiative nicht fordert und ihm „Wohltaten" zukommen lässt, ohne seine tätige Mitwirkung zur Bedingung zu machen.

Politiker, die von Berufs wegen aus ideologischen Gründen dieser Wahnvorstellung vom „mündigen Bürger" das Wort reden, machen sich keine Vorstellung davon, wie es im wirklichen Leben unter den „mündigen Bürgern" tatsächlich zugeht. Viele Patienten sind durch die Pflicht, ganze Stapel von Einverständniserklärungen und Aufklärungspapieren vor einer Behandlung unterschreiben zu müssen, erheblich verwirrt und überfordert. Es gibt keinen Arzt, der mit Feuereifer und Gewissenhaftigkeit mit Engelsgeduld diese Schriftstücke den Patienten vorliest, um sie dann unterschreiben zu lassen. Von Verständigungsschwierigkeiten durch Fremdsprachlichkeit ganz zu schweigen. Nach seiner glückhaften Entlassung aus dem Krankenhaus sitzt der „mündige Patient" dann guter Dinge bei seinem Hausarzt im

Sprechzimmer, zeigt stolz eine vom Brust- bis zum Schambein reichende Narbe, ist aber außerstande zu sagen, welche Teile seines Innenlebens entfernt, gewendet, geheftet oder ersetzt worden sind.

„Mündige Patienten" suchen gelegentlich auch wegen derselben Beschwerden mehrere Fachärzte auf, weil das von der Versichertengemeinschaft klaglos finanziert wird und für den einen oder anderen zwei verschiedene Beurteilungen seiner Beschwerden einfach zu wenig sind. So gewitzt sind die „Mündigen" aber schon, dass sie den aufgesuchten Arzt über seine Mitbehandler im Unklaren lassen, wenn sie nicht ausdrücklich danach gefragt werden. Da „mündige Patienten" keinen Hausarzt im eigentlichen Sinn als Koordinator all dieser Vorgänge brauchen und auch nicht dazu gezwungen werden, schlucken manche einen Medikamentenmix, der dann gelegentlich im Rahmen eines Notarzteinsatzes entschlüsselt werden muss. Dagegen greifen junge Bundeswehrsoldaten unbewusst zu geeigneten Überlebensstrategien, indem sie einen Großteil der ihnen verordneten Medikamente einfach aus dem Fenster werfen. Unter den Fenstern meines stationären SAN-Reviers war stellenweise die Kieselabdeckung in den Lichtschächten von einer bunten Tablettenschicht bedeckt.

Viele „mündige Patienten" zeigen ein andersgeartetes Verhalten. Sie nehmen die für einen bestimmten Krankheitsfall verordneten Medikamente höchstens zwei bis drei Tage lang. Dieses Verhalten kann sich in seltenen Fällen lebensverlängernd auswirken, keinesfalls aber dann, wenn Antibiotika, trotz eindringlichstem Hinweis auf eine mögliche Resistenzentwicklung, auch nur zwei Tage, üblicherweise bis zum Beginn der Besserung eines Infektes, eingenommen werden. Die Pharmaindustrie kennt diese

Einnahmegewohnheiten natürlich und bietet daher in der Mindestpackungsgröße unsinnig viele Tabletten oder Dragees an. Mit den täglich in Deutschland weggeworfenen Arzneimitteln könnte man in manchen Drittländern die Hälfte der Kranken behandeln und mit den in allen deutschen Nacht- und Badezimmerschränkchen lagernden Medikamenten die andere Hälfte.

„Mündige" Patienten zeigen häufig auch eine Abneigung gegen Schmerzmittel. Es ist nahezu aussichtslos, jemanden davon zu überzeugen, bei sehr schmerzhaften Krankheitszuständen wie Gürtelrose oder orthopädischen Einklemmungserscheinungen ein Schmerzmittel in vorgeschriebener Dosierung regelmäßig nach einem Zeitplan einzunehmen. Auch eindringliche Ermahnungen, mit der nächsten Einnahme nicht zu warten, bis der Schmerz fast unerträglich wir, fruchten da nicht. „Mündige Patienten" tendieren dazu, mit ihrer Schmerztherapie den Schmerzen hinterherzulaufen, anstatt sie zu unterbrechen. So wird der Schmerzeindruck im Gehirn konserviert und ein chronischer Schmerzzustand begründet.

Kortisonhaltige Medikamente gehören zu den segensreichsten und gleichermaßen zu den am meisten verteufelten Heilmitteln. Möglicherweise hat das mit der unmäßigen Dosierung dieser Medikamente zu Zeiten ihrer Einführung zu tun. Seit man die Wirkungsweise und die Nebenwirkungen kortisonhaltiger Präparate zu verstehen gelernt hat, sollte eigentlich niemand eine Abneigung gegen ihre gezielte und überwachte Einnahme haben. Nicht so die „mündigen Patienten". Ich bin überzeugt, dass viele von ihnen ihre hochgeschätzten und dauerbevorrateten Medikamente weder einnehmen noch auf die Haut schmieren würden, wenn sie wüssten, dass in dem Präparat mit Fantasienamen als einzig wirksamer Stoff Kortison enthalten ist. Das geht auch aus dem Beipackzettel nicht so ohne Weiteres klar hervor.

Jeder Patient ist gut beraten, wenn er sich interessiert, sich über sein Krankheitsbild informiert und das Ergebnis mit seinem Hausarzt bespricht. So könnte das im Idealfall sein und so ist das auch bei den meisten Patienten. Ihnen genügen die Informationen durch den Hausarzt ihres Vertrauens. In speziellen Fällen ist es bestimmt sinnvoll, wenn beide übereinkommen, eine zweite Meinung einzuholen. Von einem „Halbgott in Weiß", der über den Kopf des Patienten hinweg kategorisch alle Entscheidungen trifft, möchte auch keiner behandelt werden. Dann gibt es noch eine Schar von Patienten, die sich selbst gern als „mündige Patienten" bezeichnen. Sie suchen krampfhaft nach weiteren Meinungen und versuchen, sich dabei aus dem Überangebot des Internets und der Printmedien oberschlau zu machen. Dabei besteht die Gefahr, dass diese Seite ihrer Persönlichkeit zu einem Lebensrisiko wird. Die selbstständige Informationsbeschaffung ohne die Grundlagen eines gewissen Bildungsniveaus ist leider infolge tückischer Hürden nur sehr erschwert möglich. Unverantwortliche Auswüchse des Marketings und die Zulässigkeit selbst der absurdesten Behauptungen der Anbieter sind darauf angelegt, den größtmöglichen Profit mit dem kleinstmöglichen Risiko zu erzielen, und diese Strategien sind oft vom Laien nicht zu durchschauen.

Wie meist im Leben gibt es „Sotte" und „Sotte". Die einen erscheinen geistig normal strukturiert, falls man das so sagen kann, die anderen bezeichnet man im Schwäbischen als „überhirnig". Einen Fall von „Hirnlosigkeit" habe ich während meiner Tätigkeit nur einmal erlebt.

Eine junge Frau hatte wegen eindeutiger körperlicher Veränderungen und spezieller Störungen des Befindens auf

Anraten ihrer Mutter in der Apotheke einen Schwangerschaftstest durchführen lassen. Wie zu erwarten, war der Test positiv und sie saß danach mit dem Teströhrchen in der Hand ziemlich belämmert neben meinem Schreibtisch.

„Herr Dokter, wie kann des sei, i han doch immer g'wissahaft d'Pille o'gwendet?"

„Kann des sei, dass Sie em letzta Einnahmezyklus vielleicht die Pille erbrocha hend oder die isch wegen einem Durchfall ohne wirken zu können durch Ihrn Körper durchmarschiert?"

„Wieso fraget Sie nach dr Einnahme von der Pille, was hat des denn mit der Verhütungswirkung zu tun?"

„Je nach Präparat muss die Pille möglichst zur gleichen Zeit jeden Dag g'schluckt werda und wenn Sie sie erbrocha hend oder an Durchfall g'hett hend, reicht ihr Wirkung nicht für an sichera Schutz vor einer Schwangerschaft."

„Om Gottes Willa, dagdäglich schlucka muaß mr die? I han se jedesmol, wenn ich mich mit meim Karle troffa han, onda neig'schoba weil ich denkt han, dort isch's am g'fährlichsta und dort soll se verhüta."

Kinder als Patienten

Wenn Kinder erkrankt sind und einer ärztlichen Behandlung bedürfen, muss der Arzt gleichzeitig Mutter und/oder Vater und manchmal auch noch die Großeltern mitbehandeln. Diese Mitbehandlung besteht dann hauptsächlich darin, dass er den Angehörigen gegenüber den richtigen Ton findet und dass er durch sein Auftreten und Handeln die ab und an entgleiste Stimmung zur Normalität zurückführt. Das ist oft nicht leicht und vor allem ist das in den letzten Jahren zunehmend schwerer geworden. Die gesellschaftlichen Veränderungen, die man allenthalben beobachten kann, haben oft ihren Ursprung in den veränderten Beziehungen zwischen den Eltern und ihren Kindern.

Die richtige Wortwahl und die korrekte Einschätzung der mütterlichen Psyche entscheidet oft, ob ein Erstkontakt zu einem dauernden Vertrauensverhältnis führt. Nicht jede Mutter, die gerade eine Nacht mit ihrem quengelnden kranken Sprössling durchwacht hat, ist begeistert, wenn sie hört, dass es sich um einen banalen Infekt handelt, der nach wenigen Tagen überwunden sein soll. Um der angeschlagenen Psyche mancher Mütter gerecht zu werden, muss der Arzt etwas weiter ausholen und in die Erfahrungstrickkiste greifen. Hilfreich ist in derartigen Fällen der Hinweis, dass nur die hingebungsvolle Pflege und Zuwendung der Mutter in der Lage ist, den im kindlichen Körper tobenden Krieg der Immunglobuline in Richtung baldige Genesung zu beeinflussen. Unterstützend wirkt dann auch eine Beschäftigungstherapie der Mutter. Der Tee für das kranke Kind muss zweimal abgekocht werden. Dann muss der zweite Sud nach einem bestimmten Schema verdünnt und gesüßt werden und schließlich wird dieses aufwendig hergestellte Getränk dann auch noch in bestimmten Zeitabständen verabreicht.

Zu allen Zeiten haben Eltern ihren Kindern bei Ungehorsam und Aufmüpfigkeit schon gedroht, dass man den Arzt rufen werde, der dann zur Strafe unweigerlich eine fürchterliche Spritze verabreichen würde. Das wirkt sich natürlich auf ein zukünftiges Arzt-Kind Verhältnis katastrophal aus, falls dann tatsächlich eine Injektion nötig wird, was zwangsläufig beim Impfen der Fall ist. Dieser Schwierigkeit begegnet die moderne Mutter dadurch, dass sie ihrem dreijährigen Kind im Behandlungszimmer in Anbetracht der bereitliegenden Injektionsspritze einen längeren Vortrag über die Vorteile und den Segen von Schutzimpfungen hält. Nach dieser Aufklärung fragt sie das Kind, ob es nun geimpft werden wolle, und in der ganz modernen Variante heißt es dann: „So jetzt wirsch g'impft und nachher ganget mir zum Klein, no kriegst du a Audole. Okay?"

Niemals habe ich erlebt, dass ein dergestalt aufgeklärtes Kind einer zuvor lebhaft verweigerten Impfung zugestimmt hätte. Die allermeisten Kinder nahmen jedoch die Impfung nach der erforderlichen Ablenkung und bei professionellem Vorgehen ohne größeren Protest hin.

Eigentlich sollte sich ein Arzt nicht in die Erziehung seiner kleinen Patienten einmischen. Als Ausübender der Hoheitsrechte in der eigenen Praxis musste ich sozusagen zum Selbstschutz in seltenen Fällen die lieben Kleinen energisch zur Ordnung rufen. Allen Kindern waren die Porzellandosen mit den Gummibärchen auf den Schreibtischen in den Behandlungsräumen natürlich bestens bekannt.

Das eine oder andere Kind ließ während der gesamten Untersuchung kein Auge von diesen Töpfen. Diejenigen, die keine Gummibärchen mochten, hatten einen entsprechenden

Vermerk in ihrer Karteikarte und wurden anderweitig bedacht. Jedenfalls bemühte ich mich, diesbezüglich kein Kind zu enttäuschen. Wenn ich aber ins Sprechzimmer kam und das auf dem Schoß seiner Mutter sitzende Kind mit vollen Backen kauend die Bärchendose ausräumte, war kein Platz mehr für vornehme Zurückhaltung.

„Du derfscht vielleicht drhoim deiner Mutter ihren Geldbeutel ausräuma aber bei mir nimmt mr net ungefragt Bärla aus dr Dos, sonst gibt's hender d'Löffel!"

So meine Reaktion auf die mit Stillschweigen zugelassene ungenehmigte Eigentumsübertragung.

Zunehmend häufiger erlebte ich, dass unwillige Kinder ihre Mütter traten, bissen und schlugen, was diese mit fatalistischem Gleichmut über sich ergehen ließen. Dazu enthielt ich mich stets mannhaft jeglichen Kommentars, was mir manchmal nicht leichtfiel. Wenn aber ein Kind nach mir trat, war mein Standardspruch: „I glaub, s'nächste mol goht dei Mutter mit dir glei zum Tierarzt."

Von tiefschürfend pädagogischem Wissen geprägt war dagegen der Ausspruch eines erfahrenen Großvaters, der angesichts des sich abwehrend auf dem Boden strampelnd wälzenden Enkels, seelenruhig feststellte: „Gell do staunt mr grad, was so a kleis Kend scho für an starka Willa hot."

Kleine türkische Buben wachsen in einer anderen Welt auf als deutsche Kinder und haben daher auch deutlich andere Vorstellungen über den Gang der Dinge. Wenn sie mit der Mutter kommen, übernehmen sie ganz selbstverständlich, sogar unter einem noch sehr schwachen Testosterondikdat, die Rolle des abwesenden Vaters. Da hat auch gut gemeintes Zureden keinen Sinn. Gelegentlich musste ein neuer Sprechstundentermin, dann aber zusammen mit dem Vater anberaumt werden. Ältere Schwestern könnten in einem solchen

Fall auch einspringen, sie sind anscheinend noch weitgehend immun gegen das Machotum, solange sie nicht wesentlich älter als zehn Jahre sind.

Manche Kinder, besonders die jüngeren von mehreren Geschwistern, bedienen sich ab und an einer auf zarte Gemüter besonders eindrucksvoll wirkenden Strategie, um ihren Willen durchzusetzen. Sie halten, wenn es so weit ist, die Luft an, bis sie blau anlaufen und von ihrer erschreckten Umgebung herzend und liebevoll in die Arme genommen werden, wo sie alsbald wieder rosig werden und die Augen aufschlagen, sehr zur Erleichterung der Beteiligten. Von der Durchsetzung der ursprünglichen Aufforderungen oder dem Abschlagen eines Wunsches wird unter solchen Umständen dann selbstverständlich abgesehen.

Eine sehr praktisch veranlagte Mutter eines bei der Vorsorgeuntersuchung als gesund, gut entwickelt und aufgeweckt beurteilten Kindes schilderte eines Tages das beschriebene Luftanhalteverhalten ihres jüngsten Sohnes und bat um einen Ratschlag. Ich entschied mich für eine etwas rustikale Methode, um diesem Verhalten zu begegnen, weil in diesem Fall psycho-pädagogische Ratschläge fehl am Platze gewesen wären. Ich empfahl der Mutter, den Knaben beim nächsten Blauanlaufen mit der gesamten Montur unter die kalte Dusche zu halten. Sie tat es. Blauanlaufen ist auch nie mehr vorgekommen, aber der Bursche hatte irgendwie erfahren, wem er diese rabiate Behandlung zu verdanken hatte, und er grüßte mich bis zu seinem achtzehnten Lebensjahr nicht mehr.

Gar nicht so selten werden Mütter durch ihre vorwitzigen Kinder schwer in Verlegenheit gebracht. In einem häuslichen Kinderzimmer hatte ich ein kleines Mädchen untersucht, das inmitten seiner Kuscheltiere und Spielsachen vergnügt im Bett thronte, und hatte dabei wohl ein besonders wichtiges Kuscheltier etwas unsacht aus dem Wege geräumt. Ich verabschiedete mich von dem Kind und bemerkte beim Hinausgehen, dass die Gesichtsfarbe der Mutter blitzartig von blässlich nach feuerrot wechselte. Ich wandte mich gedankenschnell um und sah, wie mir das Mädchen die Zunge bis zum Kinn herausstreckte. Für uns drei war die Situation sehr verblüffend, wenn auch für jeden aus einem anderen Grund. Die Zungendemonstration des kleinen Mädchens wurde von mir und der Mutter unkommentiert zur Kenntnis genommen und ad acta gelegt. Vielleicht denkt das Mädchen heute noch gelegentlich an diese Begebenheit, wenn ihre eigenen Kinder sie in Verlegenheit bringen.

Diskretion

In Zeiten einer rasanten Entwicklung der Mit- und Abhör-
techniken und der Zunahme von Hackerangriffen auf alle
Arten von Daten, hat sich langsam eine gewisse Sensibilität
gegenüber dem Preisgeben persönlicher Daten breitgemacht.
Ungeachtet der Tatsache, dass sehr viele Menschen sich
nicht scheuen, stündlich in den sozialen Medien ihre intims-
ten persönlichen Verhältnisse einer mitsehenden und mithö-
renden Öffentlichkeit anzuvertrauen, wird jedoch unter dem
Deckmantel des „Datenschutzes" vieles unter Verschluss gehalten, das eigentlich veröffentlicht gehört

Wir bemühten uns in der Praxis jedenfalls immer, am Telefon keine Namen zu nennen. Selbstverständlich waren in
den Praxisräumen aufwendige Schallschutztüren eingebaut
worden. Wir achteten darauf, dass keine Krankenakten an
der Rezeption für jedermann einsehbar herumlagen, wie
auch jede Publikumsansammlung vor der Anmeldung unverzüglich aufgelöst wurde. Zwischen dem Patientenbedürfnis
nach Diskretion und unseren Bemühungen um größtmögli-
che Diskretion liegen im eigentlichen Leben jedoch Welten.
In dem Supermarkt im Ortszentrum, den ich regelmäßig zum
Einkaufen unserer Lebensmittel aufsuchte, traf ich zwischen
den Regalen, direkt vor der Wurst- und Fleischtheke, eine
ältere Patientin.

„Des isch aber g'schickt, dass ich Sie hier treff. Do brauch'
e doch gar net extra en d'Sprechstond komma."

Mit diesen Worten zog sie blitzschnell ihre Bluse mitsamt
dem Unterhemd bis an den Hals hinauf, um mir und den anderen Kunden im Laden das lehrbuchreife, klassische Bild
einer Gürtelrose an Bauch und Flanke vorzuführen.

Dass man als Landarzt immer im Dienst ist, wird einem dann so richtig klar, wenn einen wildfremde Mitmenschen an den unmöglichsten Orten zum Teil überfallartig mit ihren gesundheitlichen Problemen oder Besonderheiten konfrontieren. Bei der Hocketse des örtlichen Turn- und Sportvereins musste ich einen Teil meines genossenen Biers entsorgen. Auf dem Pissoir in der Turnhalle traf ich einen Mann, der nicht zu unseren Patienten gehörte. Als er mich eintreten sah, kam ihm wohl blitzartig der Gedanke, er könne die Gelegenheit nutzen, um die Diagnosesicherheit seines Hausarztes zu überprüfen. Bestimmt war seine Hemmschwelle durch einen gewissen Alkoholpegel vermindert.

„Hallo Herr Dokter, Sie kennet mich zwar net, aber jetzt isch's grad g'schickt weil e da Hosalada noch offa han. Gugget Se au do her, was könnt denn des sei?"

Mit diesen Worten drehte er sich im WC zu mir her, um ein Muttermal an seinem Penis vorzuführen.

Hygiene

Warum ausgerechnet den Schwaben ein besonderer Hang zur Sauberkeit nachgesagt wird, erschließt sich demjenigen, der unzählige Schwäbinnen und Schwaben, aber auch Mitbürger aus anderen Bundesländern und vor allem auch Ausländer aus aller Herren Länder im an- und ausgezogenen Zustand, sozusagen hautnah erlebt hat, nicht ohne Weiteres. Bei Menschen gibt es halt „sotte und sotte". Das gilt für die Körperhygiene wie auch für die Sauberkeit im Haushalt. Oft scheint dagegen die öffentlich zur Schau gestellte Putzwut wichtiger zu sein als die Sauberkeit.

Die meisten Wohnungen traf ich jedoch in ordentlichem Zustand an und gelegentlich wunderte ich mich sogar, wie zum Beispiel manche ausländischen Familien es in Räumen von desolater Bausubstanz geschafft hatten, ihre Wohnungen sauber und ordentlich zu halten. Dagegen war ich gelegentlich über den Zustand mancher Wohnungen junger Mütter, die sich im Erziehungsurlaub befanden, geradezu entsetzt: Berge ungewaschener Wäsche, tagelang nicht gespültes Geschirr, überquellende Aschenbecher, mit Spielsachen zugemüllte Kinderzimmer und der Fernseher im Dauerbetriebszustand. Das, obwohl die jungen Mütter sich in einem staatlich mitfinanzierten, sogenannten Erziehungsurlaub befanden und sie während der ganztägigen, arbeitsbedingten Abwesenheit des Ehemannes genügend Zeit für die Hausarbeit gehabt hätten. Der Früherziehung ihrer Kinder widmeten sich diese jungen Frauen auch nicht vorrangig, die wurde sehr oft dem Fernseher überlassen. Schade, dass Politiker keine Hausbesuche machen, um sich über das eigentliche Leben außerhalb von Ministerien und Staatskanzleien zu informieren.

Manche investieren aber tatsächlich nahezu ihre ganze Zeit in den einwandfreien Zustand ihrer Wohnung. Einer meiner Kollegen berichtete mir von einer siebzigjährigen Witfrau, die wegen ihrer Ischiasbeschwerden einen Hausbesuch erbeten hatte. Wie aus dem „Schächtele" lag sie, in ein Paradenachthemd gehüllt, in ihrem auf Kante gebügelten Bettzeug, hatte starke Schmerzen und benötigte daher eine schmerzstillende und entzündungshemmende Injektion. Beim Hantieren mit der Ampulle und der Injektionsnadel war ihm die Nadel auf den spiegelnden Linoleumboden gefallen. Als er sie in einen Kanülencontainer entsorgte und nach einer neuen, sterilen Nadel griff, sagte die alte Dame in durchdringendem Falsett: „Was, was, dui kennet se ruhig nemma, bei mir isch fei sauber butzt."

Spiegelnde Sauberkeit kann man auch ohne aufwendiges Putzen erhalten, wie ich in einem anderen Haus gelernt habe. Anlässlich eines Besuches bei dem an Masern erkrankten Kind wurde mir stolz das neu gebaute Haus und besonders das schwarz gekachelte, spiegelnd blanke Badezimmer vorgestellt.

„Frau Maier, isch des net a Mordsg'schäft die Flecka von unsrem kalkhaltiga Wasser von de Plättla zu wischa?"

„Noi, Noi Herr Dokter, das isch koi Problem, bada dent mir en dr Waschküche, so wie früher."

Gelegentlich wird man in der Sprechstunde mit eigenwilligen Vorstellungen körperlicher Sauberkeit konfrontiert, sogar montags, wenn der Reinheitszustand der Körperoberfläche noch vom samstäglichen Bad profitiert. Da wird ein schmerzender aber porentief reiner Knöchel vorgestellt, an dem eine krankhafte Veränderung nicht ohne Weiteres auszumachen ist. Auf die Bitte, den Knöchel der anderen Seite zum Vergleich vorzuzeigen, lächelt der Patient verschämt und verlässt das Behandlungszimmer mit der Bemerkung: „Des ish jetzt net g'schickt. I Komm morga noch mal her."

Meistens waschen die Leute alle Körperteile, bevor sie zum Arzt gehen, aber es gibt Ausnahmen, und zwar derart erschwerende, dass die altvorderen Ärzte, entgegen jeglichen Berufsethos, mit einem Alkoholtupfer unbemerkt auf den tiefdunklen Untergrund des Patientenrückens ein helles Kreuz zauberten, und nicht wenig staunten, wenn bei einer Kontrolluntersuchung nach längerer Zeit das Kreuz immer noch kontrastreich zu sehen war. Da juckte es mich manchmal sehr in den Fingern.

Andere wiederum scheuen keinen Aufwand, um beim Untersuchungstermin bezüglich ihrer Einstellung zur Körperhygiene einen guten Eindruck zu machen. Eine Patientin hatte im nahe gelegenen Wäschegeschäft eine schwarze Garnitur, die sie zur Ansicht nach Hause mitgenommen hatte, zurückgebracht: „Die Sacha hend mer net g'falla, bassd hend se au net recht und beim Dokter bin e jetzt au gwesa."

Dass die Handarbeit im Stall, auf dem Feld und im Garten die Haut der Hände auslaugt und Hornhäute sowie feine Schrunden mit kaum zu säubernden Rückständen hinterlässt, weiß jeder, der auf dem Land lebt. Wie man solche Hände trotzdem reinigen kann, weiß noch lange nicht jeder, der auf dem Land wohnt. Während eines Hausbesuchs bei einem bettlägerigen sehr alten Mann sah ich, wie seine Frau in der Küche in einer großen Teigschüssel Brotteig knetete.

„Gibt's denn en eurer Familie keine Jüngere, die des schwere G'schäft übernemma könntet?"

„Doch, scho, aber ab ond zu mach i da Teig no gern selber, des macht so a weicha Haut und saubre Händ ond Fenger."

Alternative Medizin

Eine alternative Medizin gibt es nicht, weil es zur naturwissenschaftlich begründeten, evidenzbasierten Medizin keine Alternative gibt. Wer von alternativer Medizin spricht, meint in Wirklichkeit esoterische Heilmethoden.

Die Naturheilkunde dagegen arbeitet mit diätetischen und physikalischen Heilmitteln, auch mit pflanzlichen Wirkstoffen, sowie mit Hinweisen auf eine naturgemäße Lebensweise. Die Wirksamkeit dieser Maßnahmen bei den verschiedensten Erkrankungen ist fassbar, ist nachweisbar und meist auch wissenschaftlich zu begründen.

Bei der Homöopathie, der Bachblütentherapie, der traditionellen chinesischen und ayurvedischen Medizin, um nur einige zu nennen, handelt es sich dagegen um esoterische Heilmethoden, die einem naturwissenschaftlichen Verständnis nicht zugänglich sind. Dabei ist viel von „Kräften", „Feldern", „Energie", „Aura" und „Schwingungen" die Rede, die leider alle weder nachweisbar noch messbar sind. Diese Methoden werden auch nicht durch den Hinweis auf ihre fernöstliche Herkunft oder ihre jahrtausendalte Tradition oder auf ungezählte Heilerfolgsgeschichten richtiger und wahrer.

Eine der Grundlagen des homöopathischen Heilens besteht in der „Potenzierung" von Arzneimitteln. Beim „Potenzieren" werden Arzneimittel in einem rituellen Verfahren in Wasser oder Alkohol so weit verdünnt, bis schließlich kein Molekül des Wirkstoffes in dem Lösungsmittel mehr nachweisbar ist. Homöopathen glauben, dass bei dem rituellen Verdünnungsvorgang eine „im inneren Wesen der Arzneien verborgene, geistartige Kraft wirksam wird" (Originalton von Samuel Hahnemann, dem Gründer der Homöopathie in Organon der Heilkunst 6.Aufl.). Eine Verdünnung von zum

Beispiel 1:1024 enthält noch einen Tropfen der Urtinktur im Volumen des gesamten atlantischen Meeres. Eine Wirksamkeit derartig verdünnter Arzneimittel lässt sich naturwissenschaftlich nicht nachweisen.

Homöopathen rechtfertigen ihre Taten häufig mit der Aussage: Wer heilt, hat recht. Diese Aussage ist unsinnig, da sie selbst die absurdeste Therapie rechtfertigt, wenn es dem Patienten danach besser geht. Homöopathische Behandlung ruft kontextbasierte, aber keine spezifischen Effekte hervor. Das ist mittlerweile wissenschaftlich mehrfach bewiesen worden. Die homöopathische Vorgehensweise bringt allerdings die Gefahr mit sich, dass wirksame Therapien unterbleiben.

Die Erfolge der esoterischen Heiler beruhen entweder darauf, dass gar kein krankhafter Zustand ursächlich für bestimmte glückhaft behandelte Beschwerdezustände war oder dass die Zuwendung des Heilers allein die symptomatische Besserung bewirkt hat. Allein schon das empathische Handauflegen des Heilers führt über die Vorstellungskraft des Patienten zu einer positiven Auswirkung auf das Immunsystem und die Hormonausschüttung bei dem Hilfesuchenden. Man spricht vom Placebo-Effekt. Das kann man nachweisen. Ganz entscheidend für die angeblichen Erfolge der Homöopathie ist jedoch die nachgewiesene Tatsache, dass die meisten Erkrankungen im Rahmen eines natürlichen Krankheitsverlaufes von alleine vorübergehen, was häufig als Erfolg der Homöopathie fehlgedeutet wird. Man muss kein studierter Arzt oder sonst wie ausgebildeter Heiler sein, um den Zustand eines kranken Mitmenschen allein durch Zuwendung und Verständnis zum Guten beeinflussen zu können.

In den vielen Jahren meiner Berufsausübung habe ich eine ganze Reihe unerklärlicher Ereignisse in dem

Beziehungsfeld Patient – Krankheit – Therapie erlebt und jedes Mal, wenn ein Effekt völlig unerklärlich und nicht nachvollziehbar gewesen ist, haben in meinem Hinterkopf sämtliche Alarmglocken geschrillt, und zwar, wie sich meist herausgestellt hat, zu Recht. Sicher ist, dass ich unzählige Male als aufnehmender Arzt in der Klinik und als Niedergelassener im Bereitschaftsdienst Notfallbehandlungen einleiten musste bei Patienten, die kurz davor waren, ein Opfer ihrer Esoterikgläubigkeit zu werden.

Der vielen Menschen innewohnende Hang zu übernatürlichen Erklärungen, manchmal auch verstärkt durch Enttäuschungen über verzögerte Heilverläufe bei chronischen Erkrankungen, bewirkt, dass außer schulmedizinisch tätigen Ärzten auch Ärzte aufgesucht werden, welche extrem außergewöhnliche Heilmethoden anbieten. Das gilt erst recht, wenn schwer kranke Patienten nicht die erforderliche menschliche Zuwendung und Begleitung in ihrer Arzt-Patientenbeziehung erfahren.

Die Kranken, die den akademisch ausgebildeten Heilkundlern ganz und gar misstrauen, gehen mit ihren gesundheitlichen Problemen gleich zum Heilpraktiker. Für viele Ärzte sind Heilpraktiker ein rotes Tuch, sei es aus Futter- oder aus Erfolgsneid. Derartige Gedanken haben mich nie umgetrieben, obwohl eine ganze Reihe meiner Patienten gelegentlich einen Heilpraktiker aufgesucht hat, und daher haben Schriftstücke in meinem Briefkasten, auf denen einige meiner Patienten anonym der „Heilpraktikeranhänglichkeit" bezichtigt wurden, mich allenfalls belustigt. Manchen Patienten habe ich den Besuch beim Heilpraktiker sogar nahegelegt, wenn klar ersichtlich war, dass den geklagten Beschwerden weder mit meinen medizinischen Kenntnissen und Methoden noch mit meiner Persönlichkeit beizukommen war. Wenn allerdings der eine oder andere die Kosten der Behandlung durch einen Heilpraktiker dadurch senken wollte, dass er versuchte, sich Laborwerte oder Medikamente oder Verbandsmaterial auf Kassenkosten über den Arzt zu erschleichen, dann hat er bei mir auf Granit gebissen. Echte Probleme hat es mit den in meiner Umgebung tätigen Heilpraktikern aber nie gegeben. Nur einmal während meiner Praxistätigkeit bin ich persönlich mit einem Heilpraktiker in Kontakt gekommen und das kam so.

Eine sehr betagte Patientin aus dem Nachbarort litt seit Jahren außer an diversen inneren Erkrankungen an schweren Durchblutungsstörungen der Beine mit ausgedehnten Unterschenkelgeschwüren. Verschiedene Operationen mit Hauttransplantationen und intensivstes Wundmanagement waren wirkungslos. Eines Tages überraschte mich die Patientin, als sie mir ihre Anerkennung für meine monatelangen, aber leider erfolglosen Bemühungen aussprach und mir gleichzeitig eröffnete, der gesunde Menschenverstand gebiete, es jetzt mit anderen Methoden zu versuchen. Sie wolle sich von nun an vom ortsansässigen und ganz in der Nähe praktizierenden Heilpraktiker weiterbehandeln lassen. Diese Logik und auch die unbefangene Offenheit der Patientin imponierten mir stark. Fast ein ganzes Jahr hörte ich nichts von der alten Frau. Eines Tages meldete sie sich wieder und bat um Weiterbehandlung, weil sich am Befund nichts geändert hatte und weil sie die für sie enormen Kosten nicht mehr tragen wollte. Wie zuvor bemühte ich mich um die Geschwüre und während der zeitaufwendigen Behandlung unterhielt sie mich mit kauzigen Geschichten aus ihrer Jugend. Während einer Behandlung überraschte sie mich mit folgender Mitteilung:

„Jetzt behandlet Sie mich scho so lang und mir kommet gut miteinander aus. Mei Heilpraktiker hot mich au lang behandelt und mit dem komm e au gut aus. Ihr hend zwor beide meine G'schwür net heila könna aber ihr hend mich immer brav behandelt. Dafür möcht i mich bedanka. I han jetzt an runda Geburtstag und möcht euch daher miteinander zum Mittagessa en d'Bahnhofswirtschaft einlada."

Tatsächlich speisten an ihrem Geburtstag die Patientin, ihre Schwester, der Heilpraktiker mit Frau und ich zusammen in dem Lokal. Wir unterhielten uns lebhaft und die alte Dame genoss dieses Treffen sichtlich. Nach dem Essen führte mich der „Kollege" noch durch seine nahegelegene Praxis, die im Übrigen ähnlich eingerichtet war wie eine Arztpraxis und mit einem fast kollegialen Händedruck zum Abschied beendete ich meinen einzigen, dafür aber einzigartigen persönlichen Kontakt zu einem Heilpraktiker.

Das Schwäbische

Von unschätzbarem Vorteil ist es, wenn die Mitarbeiterinnen einer Landpraxis den landestypischen Dialekt sprechen. Das wurde mir eindrücklich vor Augen geführt. Die drei langjährigen, „eingeborenen" Mitarbeiterinnen waren mehr oder weniger gleichzeitig schwanger geworden. Obwohl sie nur die gesetzlich vorgeschriebene Zeit fehlten und auch bald nach der Entbindung wieder arbeiteten, musste ich doch für einige Monate die freien Stellen mit Aushilfskräften besetzen. Aus diesen wenigen Monaten resultieren all meine schlimmen Erfahrungen, die man mit Mitarbeiterinnen machen kann. Erschwerend kam hinzu, dass ich kaum jemandem in der Hoffnung auf tröstlichen Zuspruch von diesen Schwierigkeiten berichten konnte, weil die gleichlautend dummen Kommentare meinen Kummer lediglich verstärkten. Als der personelle Engpass einmal besonders groß war, musste meine Frau in der Praxis aushilfsweise das Telefon hüten. Mit der Terminvergabe und allen anderen organisatorischen Dingen hatte sie keinerlei Probleme. Was ihr erhebliche Schwierigkeiten machte, war, den regionalen Dialekt bei der telefonischen Kommunikation zu verstehen. Ganz besonders schwierig war es daher für sie, die Medikamentenwünsche aufzunehmen. So fahndeten wir an ihrem ersten Arbeitstag lange nach einem Präparat namens „Isotan". Es war in keiner Pharmaliste zu finden und doch hatte es merkwürdigerweise nahezu jeder Anrufer bestellt. Dieses Rätsel konnte gelöst werden, als ich zufällig eine derartige Bestellung mithören konnte. Der nicht sehr telefonversierte Patient hielt sich nicht lange mit Begrüßungsformalitäten auf, sondern begann gleich, nachdem meine Frau sich gemeldet hatte, mit dem Aufsagen der einzelnen Medikamente: „I sott hann, Novodigal, Metformin 500 ond mei Bluatdruckmiddel."

So war schlagartig klar, warum so viele Patienten das mysteriöse „Isotan" verschrieben haben wollten.

Die Verständigung war auch im direkten Kontakt, zum Beispiel an der Haustür, mit noch für den Dialekt ungeschulten Ohren und mangelnder Personenkenntnis gelegentlich nicht einfach. Eines Abends stand ein etwa sechsjähriger Junge vor der Haustür. Er hielt mit beiden Händen ein Marmeladeglas mit Urin weit vor sich gestreckt. Als meine Frau öffnete, meldete er unverzüglich: „Des isch meiner Mamma sei Rolle!"

„Wie heißt denn deine Mamma?"

Verärgert über so viel Unverständnis antwortete er laut und sehr bestimmt: „Mei Mamma hoißt Mamma."

Er überreichte das Urinbehältnis und zog sich fluchtartig zurück. Bevor er um die nächste Ecke entschwunden war, konnte ich ihn gerade noch kurz sehen und so auch die Urinspenderin identifizieren. Noch als ausgewachsener Mann und Familienvater hieß er familienintern bei uns immer nur „Mamma sei Rolle".

Im Schwäbischen lassen sich Sachverhalte in Kurzfassung darstellen, für die im Schriftdeutschen mehrere Sätze erforderlich sind. Wenn man frühmorgens durch den Ort geht, tönt es aus dem offenen Fenster im ersten Stock: „So, au?" oder noch minimalistischer, einfach „Au?".

Der Angesprochene versteht: „Guda Morga, send se au scho auf?"

Ein altgedienter Ortsvorsteher fragte mich nach dem Alter meines Vaters. Auf die Antwort, 89 Jahre, erwiderte er trocken: „No hat er au bald d'Hälfte."

Übersetzt heißt das, dass mein Vater bereits jetzt schon auf ein beträchtliches Alter zurückblicken könne und dass ihm viele weitere Jahre zu gönnen seien.

Als ich bei der Tombola der Jahresfeier des Turnvereins einen Kleinfernseher gewonnen hatte, bemerkte eine Nachbarin: „Des ich au d'Miste dongt.“

Eigentlich wollte sie sagen, dass der Gewinn eines solchen Luxusartikels in Anbetracht des gut ausgerüsteten ärztlichen Haushaltes die reinste und vor allem auch unnötigste Verschwendung sei.

Wenn der Hausarzt selbst den Dialekt seiner Patienten spricht, erleichtert ihm das die Kommunikation ungemein. Ich bin zweisprachig aufgewachsen, mit dem astreinen Schriftdeutsch meiner Mutter, dem etwas gehobenen Schwäbisch meines Vaters und dem breiten Schwäbisch der übrigen Lenninger. In der Schule und im Studium wurde fast nur Schwäbisch gesprochen. Nach einer kurzen Phase des Zweifels habe ich diesen Dialekt gepflegt, gehätschelt und mich in ihn, wie in ein Schaumbad fallen lassen.

Zweifel am Dialektsprechen traten bei mir während des Studiums in Kiel auf. Beim Heringsangeln am Hafen war die Verständigung mit den anderen Anglern, die allerdings Platt sprachen, sehr erschwert. Die nahmen mich nicht für voll, weil sie meine Bemerkungen und Fragen nicht verstehen konnten, und erst recht, weil ich auch noch die gefangenen Heringe verschenkte, da ich sie in meiner Bude als Untermieter nicht zubereiten konnte. Ich habe damals auch begriffen, dass die geistigen Fähigkeiten eines Dialektsprechers gemeinhin unterschätzt werden, was man nicht bemerken kann, wenn man sich unter Dialektsprechern aufhält, was sich aber bei näherer Betrachtung als unglaublich vorteilhaft herausgestellt hat. Wer bezüglich seiner geistigen

Fähigkeiten unterschätzt wird, kann bei Bedarf einem völlig überraschten Kontrahenten die passende Breitseite verpassen.

Was die reine Kommunikation angeht, habe ich in Kiel auch gelernt, dass Gesprächspartner jeden Dialekt verstehen können, wenn sie sich etwas Mühe geben. Vorbildlich vorgeführt hat mir das mein urbayerischer Studienfreund aus Garmisch, dessen bayerischen Zungenschlag offensichtlich jeder verstand. In der Gewissheit, dass mich jeder, der es will, auch versteht, habe ich seit dem Sommersemester 1966 nie mehr versucht, an meiner Sprache herumzuschrauben. In meinem neuen Lebensumfeld, in der Pfalz, lebe ich auch unter Mundartsprechern, die ihren Dialekt allerdings sehr viel inbrünstiger preisen als die Schwaben den ihren.

Vom Schaffen

Die Arbeit, im Folgenden gelegentlich das „Schaffen" genannt, ist naturgemäß ein zentrales Thema für die meisten Menschen. Weltweit müssen Menschen arbeiten, um ihren Lebensunterhalt zu verdienen. Ganz besonders in schwäbischen Landen wird das Schaffen jedoch zum Kult erhoben, vielleicht weil man in früherer Zeit als Landwirt oder Handwerker, ganz besonders auf der Schwäbischen Alb, mitunter unmenschlich schaffen musste, um zu überleben. Nicht von ungefähr sollen badische Väter ihre Söhne anlässlich der Kommunion auf die höchsten Schwarzwaldgipfel geführt haben, um ihnen zu zeigen, dass gen Osten, auf der württembergischen Seite, man sein Brot durch Arbeit verdienen und auf der westlichen Seite, im Badischen, man sein Leben genießen könne.

Ein junger Arzt lernt nach seiner Niederlassung im Schwäbischen schnell, dass es vor allem das „Schaffen" ist, das außer der Genetik, der Völlerei und den Mikroben einen Krankheitszustand hervorrufen kann. Es ist eine subtile Art der Anerkennung, jemanden als „abgschafft" oder „verschafft" zu bezeichnen. Da alle Menschen nach Ursächlichkeiten gieren, tut der Arzt gut daran, seinen Patienten eine Ursache für ihre Beschwerden zu benennen. Bei Beschwerden im Bereich des Halte- und Bewegungsapparates ist es nicht dienlich, die Ursachen in lascher Haltung, Bewegungsmangel oder Übergewicht zu suchen. Es hilft dem Patienten ungemein beim Annehmen und aktiven Bekämpfen seiner Beschwerden, wenn er erfährt, dass dieselben auf jahrelanges hartes oder schwieriges oder von misslichen Arbeitsplatzumständen geprägtes „Schaffen" zurückzuführen seien. Erst im Laufe der Jahrzehnte erlernt der in einer Landpraxis niedergelassene Arzt die Hochform im diesbezüglichen Umgang mit seinen Patienten. Den eigentlichen Ritterschlag erhält ein vom Schmerz gebeugter Bandscheibenpatient nämlich erst durch die Negation der Anerkennung schwerer Arbeit, nämlich wenn der Doktor zu ihm sagt: „I glaub halt, des kommt vom Nixschaffa!"

Dann glätten sich die schmerzverzerrten Züge. Die Wirkung einer derartigen verbalen Behandlung lässt sich dann sogar durch einen Minderverbrauch von Schmerzmitteln belegen.

Dass man täglich schafft, ob die Sonne scheint, ob es regnet oder schneit oder ob sonst irgendetwas geschieht, haben viele Schwaben so verinnerlicht, dass Ausnahmen nahezu undenkbar scheinen.

Eines morgens, zwischen Nacht und Tag, wurde ich von einem besorgten Vater dringlichst zu seinem vierundzwanzigjährigen Sohn gebeten. Beim Eintreffen berichtete der Vater, er habe seinen Sohn wecken wollen, weil er nicht wie sonst zum Frühstück erschienen sei. Der junge Mann lag leblos in seinem Bett und war offensichtlich bereits vor Stunden verstorben. Ich bestätigte dem Vater, was der zweifellos geahnt hatte, und zerbrach mir den Kopf über mein weiteres Vorgehen, wie immer bei unklaren Todesumständen. Der Vater ging unruhig im Zimmer auf und ab. Die grausame Erkenntnis über den Tod seines Sohnes wühlte sichtlich in ihm und urplötzlich brach ein einziger Satz aus ihm heraus: „Des woiß ich gwieß, heut schaff e nix!"

So, wie die tägliche Arbeit den ganzen Lebensablauf bestimmt, so kann der Lebensablauf bedrohlich ins Schlingern geraten, wenn die tägliche Arbeit entfällt. In meiner Praxis war ich sehr selten mit den körperlichen und seelischen Folgen von Arbeitslosigkeit konfrontiert. Sehr häufig dagegen musste ich mich um die körperlichen und seelischen Begleiterscheinungen des noch ungewohnten Ruhestandes bei meinen Patienten kümmern. Von den Auswirkungen des ersehnten Ruhestandes waren zumeist nicht nur der Rentner, sondern auch seine Frau betroffen. Die Schwierigkeiten gingen häufig bereits zwei Wochen nach Rentenbeginn los, wenn die Übergangsmodalitäten abgewickelt waren und jeden Morgen ein völlig frei zu gestaltender Tag auf seine Bewältigung wartete. Dass er nach dem Frühstück nicht länger als eine Stunde die Zeitung lesen kann, hat so ein Neurentner schnell begriffen. Also beobachtet er, mangels Alternative, was um ihn herum im Haus geschieht. Praktisch veranlagt, wie alle Männer, fällt ihm sofort auf, wie umständlich seine Frau gewisse Hausarbeiten verrichtet.

„Frau, sag bloß, du machst des scho genau so seit d'Kender vor 15 Johr aus'm Haus send?"

Derartige Fragen tragen zur Lösung der Problematik naturgemäß nichts bei. Seine zahlreichen Verbesserungsvorschläge helfen auch nicht weiter, sie stoßen bei seiner überraschten Gattin auf totales Unverständnis. Die Frau wiederum erinnert sich, wie angenehm und ruhig es im Haus zugegangen war, als der Gemahl morgens um 6:30 Uhr das Haus verlassen hatte. Sie hatte sich meistens noch mal hingelegt, dann richtig gemütlich eine Tasse Kaffee getrunken, die Zeitung und die Sonderangebote studiert und sich dann, begleitet von der Hausfrauensendung des örtlichen Rundfunks, zum Einkaufen gerichtet. Beim Einkaufen musste sie sich nicht unter Zeitdruck fühlen, der Gedankenaustausch mit anderen Einkäuferinnen brauchte nicht wegen dringlicher Geschäfte abgewürgt zu werden. Das hatte ich öfter an der über längere Zeit gleichbleibenden personellen Zusammensetzung der Gesprächsrunden auf dem Marktplatz ablesen können. Während meiner Hausbesuchstour fuhr ich nämlich mehrmals an solchen Debattierclubs vorbei. Wieder zu Hause konnte sie in Ruhe das Mittagessen vorbereiten und wenn sie dann kurz nach 12:00 Uhr den Staubsauger in Betrieb setzte und schwer beschäftigt staubsaugend ihren zum Essen kommenden Ehemann begrüßte, dann war die Welt in Ordnung, und zwar für beide. Er hatte sich den ganzen Vormittag „im G'schäft" abgemüht und auch sie war mit ihrer morgenfüllenden Hausarbeit bis kurz vor dem Essen beschäftigt.

Dieser wohlgeordnete Lebensablauf wurde durch das neue Rentnerdasein, genauer gesagt durch den dauernd anwesenden und beschäftigungslos nörgelnden Ehemann, empfindlich gestört. Bei Ehepaaren, die die neue Problematik erkannten und die im Laufe des Zusammenlebens noch nicht verlernt hatten, miteinander zu reden, setzte dann nach einigen Monaten ein Selbstheilungsprozess ein, sie passten sich der neuen Situation an und richteten sich in ihrem neuen Lebensabschnitt ein.

Manchen Paaren gelang dies nicht und die landeten je nach Konstitution einzeln oder paarweise in meiner Sprechstunde. Dann war eine ganze Palette psychosomatischer Beschwerden zu diagnostizieren und wegen des erheblichen Leidensdruckes musste natürlich irgendetwas unternommen werden. Ein gutes und anscheinend einfaches Rezept in solchen Fällen scheint der Rat zu sein, zusammen oder einzeln Dinge zu unternehmen, die sie seither gar nicht oder lediglich sonntags unternommen hatten, zum Beispiel ausgedehnte Spaziergänge in die nähere Umgebung, ein Stadtbummel, Kino-Theaterbesuch, Freibad usw.

Dieser Rat war nur für motorisierte Rentner annehmbar, denn sie mussten zum Spazieren an einem Werktag während der üblichen Arbeitszeiten irgendwohin fahren, wo sie nicht bekannt waren und es daher erträglicher für sie war, als jemand zu erscheinen, der am hellen Tag nichts zu „schaffen" hat.

Einer meiner nicht motorisierten Rentnerpatienten hatte dieses Problem auf elegante Weise gelöst. Ich sah ihn eines Tages im Juni mit einem blauen „Schaffschurz" gewandet und einem Rechen über der Schulter und einen Korb in der Hand am Haus vorbeigehen. Geraume Zeit später, als ich wieder einmal auf Umwegen von einem Hausbesuch im übernächsten Ort heimfuhr, sah ich ihn ohne Rechen und ohne Schurz, freizeitmäßig angezogen, stramm an der Lauter entlangmarschieren. Wir grüßten uns freundlich und ich hielt auf einen kleinen „Schwätz" an.

„Grüaß Gott, Herr Klein, bei dem Wetter muaß mr jo en d'Au nauslaufa. Des machet se ganz richtig. Aber wo hend se denn ihrn Schurz, da Recha ond da Korb g'lassa?"

„Wisset Se, Herr Dokter, die Sacha han e glei noch dr Stellabruck hender em Hans sei Schuier nom glegt. Des Zuig nemme em hoimzuas wieder mit, ganz so freizeitmäßig kann e doch et durch da Flecka laufa."

Von einer anderen Strategie wurde mir berichtet. Die habe ein alter, berenteter Schreiner angewandt, für den es unvorstellbar gewesen wäre, ohne den Eindruck des Beschäftigtseins zu vermitteln, seinen täglichen Frühschoppen im nahe gelegenen Lamm zu genießen. Auf dem Weg dahin sei er deshalb durch die schon lange nicht mehr benutzte Werkstatt gegangen und habe einige Hobelspäne aus einem Vorratskorb über sich verteilt, um so, vom Schaffen gezeichnet, sein Viertele genießen zu können.

Das Schaffen wird von den Schwaben in erster Linie auf die körperliche Arbeit bezogen, weil das Schaffen in der

Vorstellung ganz fest mit Müh und Plage verknüpft ist. Das Erstellen einer Steuererklärung oder die Angaben für die gesplittete Abwassergebühr können aus vorgenannten Gründen auch zum Schaffen gerechnet werden, obwohl die körperliche Anstrengung dabei minimal ist. Die Verarbeitung von Trauer gehört auch hierher, wie die Reaktion einer Patientin gezeigt hat. Sie hatte kurz hintereinander ihre Eltern verloren, als ihr Ehemann an einem Sekundenherztod, aus vermeintlich bester Gesundheit heraus, verstorben ist. Sie war erstaunlich gefasst und entgegnete auf meine aufmunternden und tröstenden Worte: „Drei Tote en anderthalb Johr, des muaß z'erscht verschafft sei."

Dass alles zu seiner Zeit erfolgen muss, auch das Schaffen, ist in manchen Köpfen der älteren Generation fest verankert. Eine betagte Patientin fuhr mit Kindern und Enkeln in den Urlaub. Die Oma auf dem Ehrenplatz im nagelneuen Auto neben dem Fahrer war in Hochstimmung. Man war nach dem Mittagessen an einem Samstag losgefahren und näherte sich am späten Nachmittag langsam der Grenze, das heißt, man verließ die ausgetretenen Pfade. Der Fahrer benötigte die Hilfe des Navigationsgeräts. Plötzlich meldete sich die Frauenstimme des Gerätes: „Bitte verlassen Sie den Kreisverkehr an der dritten Ausfahrt rechts."

Die Oma, die von der Existenz und der Funktionsweise eines derartigen Gerätes keine Ahnung hatte, zuckte zusammen und fragte leicht aufgebracht den Fahrer: „Ja, schaffet die um die Zeit immer no?"

In einem derart „schaffigen" Umfeld, dazu in einem sehr engen Seitental der Schwäbischen Alb, in dem die Bewohner sich gegenseitig zumeist kennen, hat der berühmte „gelbe Zettel", die offizielle Krankmeldung, eine andere Bedeutung als in anderen Regionen der Republik oder gar in

Großstädten. Zum Vergleich, in den 90er-Jahren lag der Krankenstand bei dem größten Arbeitgeber am Ort, immerhin ein Großbetrieb der industriellen Papierherstellung, bei knapp 5% der Belegschaft und das bei beanspruchender Schichtarbeit. Gleichzeitig tendierte im öffentlichen Dienst in Berlin dagegen der Krankenstand in Richtung 15%. Wer in einem Dorf krankgeschrieben ist, hat gleichzeitig Hausarrest und macht sich am besten unsichtbar. Ein krankgeschriebener junger Mann mit Gipsbein zeigt sich nicht im Freibad, obwohl dieses Verhalten durch die Rechtsprechung legitimiert wäre. Der Freibadaufenthalt ist für einen aus entsprechendem Grund „Krankgeschriebenen" zwar vom Gesetz erlaubt, verbietet sich aber trotzdem, da die Arbeitskollegen das nicht verstehen würden.

Nahezu alle Krankmeldungen waren erforderlich, gelegentlich musste eine Krankmeldung sogar erzwungen werden. Es gab freilich auch Ausnahmen. Ein Angestellter, der bei einem großen Bundesunternehmen einen Schreibtischjob innehatte, ließ sich zur Winterszeit an einem Dienstag eine winzige Hautveränderung am Rücken vom Hautarzt chirurgisch entfernen. Aus unerfindlichen Gründen wurde er von diesem bereits für drei Tage mit der Maßgabe krankgeschrieben, am Freitag nach der Arbeit seinen Hausarzt zur Wundkontrolle aufzusuchen. Tatsächlich war er am Freitag zur Stelle, aber nicht nach Feierabend, sondern bereits morgens kurz vor 8:00 Uhr. Das Pflaster war schnell gewechselt und die mit einem Stich verschlossene OP-Stelle war reizlos, sodass ich den Patienten verabschieden konnte.

„So, Herr Märkle, jetzt isch's jo schnell gnuag ganga, no kommet Se no rechtzeitig en's Büro."

„Noi, noi, so kann i net schaffa, i brauch a Verlängerung meiner Krankmeldung bis mindestens Montag."

„Ha no, jetzt send Se scho zwei Dag krankg'schrieba, obwohl es bei Ihrer Beschäftigung eigentlich dafür gar keinen Grund gibt. Länger kann i sie auf gar keinen Fall krankschreiba."

Daraufhin rauschte er grußlos aus dem Sprechzimmer. Ein Blick aus dem Fenster auf den Praxisparkplatz bestätigte meine Vermutung. Das Auto des Patienten wartete dort vollbepackt mit Koffern und Wintersportgeräten. Vielleicht hat ihm ein Kollege das verlängerte Wochenende in seiner Ferienwohnung im Allgäu doch noch ermöglicht, ich jedenfalls habe ihn und seine Familie nie mehr als Patienten erlebt.

Gerichtstermin

Eines Tages erhielt ich vom Landgericht Ravensburg eine Ladung als sachverständiger Zeuge. Einer meiner langjährigen Patienten hatte unter Alkoholeinwirkung und außerdem in einem psychischen Ausnahmezustand während einer Auseinandersetzung im Oberland einen Mann erstochen. Das Gericht bestand auf meinem persönlichen Erscheinen.

Der Ausflug nach Ravensburg war mir aus verschiedenen Gründen ausgesprochen unangenehm. Zum einen musste die Praxis einen Tag geschlossen werden und zum anderen sind Aussagen über Patienten für einen Arzt aus vielen Gründen recht heikel. Ich fuhr also sehr missgelaunt nach Ravensburg. Die Verhandlung war um vierzehn Uhr angesetzt und weil ich so rechtzeitig vor Ort war, dass ich noch in aller Ruhe zu Mittag essen konnte, beschloss ich mir in Anbetracht der widrigen Umstände, etwas Gutes zu gönnen, und nahm im „Waldhorn" zum Essen Platz. Die Speisekarte der Sterneküche versetzte mich alsbald in andere Sphären und nach einem ausgedehnten Essen mit anschließendem Espresso machte ich mich auf den Weg zum Gericht.

Im Gerichtssaal wurde ich in die erste Reihe gesetzt. Es waren ziemlich viele Zuhörer da und der einzige Mensch, den ich kannte, war der Angeklagte, der seitlich hinter einer Barriere neben einem Vollzugsbeamten saß. Ich stand auf, ging zu ihm hin und begrüßte ihn freundlich mit Handschlag, sehr zum Unwillen des Vollzugsbeamten. Plötzlich stand der Patient auf, zerrte den Beamten an der Handfessel aus der Bank, zog ein Hosenbein hoch, deutete auf seinen von schwersten Geschwüren vernarbten Unterschenkel und sagte: „Gell, Herr Dokter, der isch doch wieder ganz ordentlich worda, des sieht doch gar net so schlecht aus."

Der Einzug des Gerichts beendete diese improvisierte Sprechstunde. Der Richter befragte mich über das Leben und das Umfeld des Angeklagten, weil er sich von meinen Aussagen Einblicke in die Persönlichkeit des Angeklagten versprach, die sich in den vergangenen Jahrzehnten sehr stark verändert hatte. Seine Lebensumstände vor der Tat waren geprägt von einer permanenten körperlichen wie auch psychischen Ausnahmesituation. Die Kenntnis darüber war für den Richter zur Beurteilung der Schuldfähigkeit und für die Beurteilung der Tat von grundlegender Bedeutung.

Ich hatte den Patienten über viele Jahre als Kranken, als Vater und als Ehemann in sehr schwierigen Familienverhältnissen kennengelernt. Anfänglich war er, selbst mit erheblichen chronischen körperlichen Beschwerden, regelmäßig zur Arbeit gegangen. Zunehmende krankheitsbedingte Fehlzeiten und alkoholbedingte Ausfälle hatten schließlich die Beendigung seines Beschäftigungsverhältnisses zur Folge. Immer mehr übernahm die sowieso schon dominante Ehefrau die Leitung des Familiengeschehens, das durch eine schwerstbehinderte Tochter schon äußerst belastet war. Trotzdem war der Patient immer freundlich, zugewandt und behilflich im Haushalt. Dann, während der Krebserkrankung seiner Frau, hatte er alles in seinen Kräften stehende getan, den Haushalt zu führen. Nach dem Tod seiner Frau, die wohl trotz ihrer körperlichen Hinfälligkeit die psychische Kontrolle über Mann und Tochter ausgeübt hatte, waren die Lebensabläufe des Patienten und seiner Tochter katastrophal aus dem Ruder gelaufen. Nach einigen gezielten Fragen nach bestimmten Ereignissen im damaligen Umfeld des Angeklagten wurde ich entlassen.

Auf der Gerichtskasse wurde mein Zeugengeld berechnet und ausbezahlt und so wurden wenigstens Vorspeise und

Suppe meines gepflegten Mittagessens von der Staatskasse finanziert.

Während der Heimfahrt war ich sehr nachdenklich. Ich grübelte, wie auch schon in den Tagen davor, ob es nicht doch irgendwie möglich gewesen wäre, diese fürchterliche Entwicklung in andere Bahnen zu lenken. Vielleicht hatten alle außenstehenden Beteiligten, ich als Hausarzt, das Sozialamt, das Jugendamt, die Verwandten und Nachbarn, zu früh vor dieser unseligen Konstellation unvorstellbarer körperlicher, seelischer und sozialer Probleme kapituliert.

Rettungsdienst

Auf kaum einem anderen Teilgebiet hat sich die Medizin in den letzten 50 Jahren so stürmisch entwickelt wie im Bereich der Notfallmedizin, das Rettungspersonal allerdings auch. Vor fünfzig Jahren gab es einige einfache Krankenwagen und wenige Sanitäter mit einer eher schlichten Sanitätsausbildung. Notärzte und eine notfallmedizinische Fachausbildung gab es auch nicht.

Der Rettungsdienst kam nicht so häufig zum Einsatz, weil nicht so viele Patienten ins Krankenhaus eingewiesen wurden. Hausärzte und Sanitäter kannten sich, schätzten sich und respektierten sich über viele Jahre. Noch bis zum Anfang der 70er-Jahre bedankte sich die Praxis zu Weihnachten mit einem Präsent in der Rettungswache in Kirchheim persönlich für die Zusammenarbeit im abgelaufenen Jahr.

Unvergesslich ist mir ein Krankentransport, bei dem ich selber Mitte der 60er-Jahre der Verletzte war. Als Student hatte ich bei der Heimfahrt von Tübingen ganz in der Nähe von zu Hause einen Autounfall. Der Wagen kippte mitten in Owen über eine Böschung und das aufgeklappte Seitenfenster scherte dabei meine Nase an der Wurzel ab. Sie hing noch an einer schmalen Hautbrücke in Höhe des rechten Mundwinkels. Über der Oberlippe klaffte ein mächtiges Loch, durch das man einen freien Blick in den Rachenraum hatte, wie mir ein orientierender Blick in den noch intakten Rückspiegel zeigte. Der diensttuende Sanitäter, Herr Falkenstein, ein altgedienter Rotkreuzler, brachte mich ins naheliegende Kreiskrankenhaus. Er ganz allein übernahm während des Transports die verschiedenen Aufgaben eines modernen Notfallteams.

Zunächst fixierte er mich im Rückraum des Fahrzeugs mit Gurten auf einer Klappliege. Während der Fahrt richtete er mich seelisch auf, was wohltuend war, denn ich wälzte sehr düstere Gedanken. Das bevorstehende Physikum, wie ich wohl ohne Nase den angestrebten Arztberuf würde ausüben können, was wohl die Eltern sagen würden und so fort. Herr Falkenstein erklärte mir in aller Ruhe, und zwar vom Fahrersitz aus, durch die halb geöffnete Scheibe zum rückwärtigen Transportraum, dass eine dekorative Narbe im Gesicht für einen Arzt so gut sei wie Bargeld, dass man mit sichtbaren Verletzungsfolgen vertrauenerweckender wirke, weil für jedermann klar ersichtlich sei, der Narbenträger habe auch schon einiges mitgemacht. Für die Männlichkeit sei eine Narbe im Gesicht überhaupt der reine Segen, Frauen würden so was lieben. Er stellte auch Fragen zu meinem Studienort und meinen Berufswünschen. Erst viel später habe ich verstanden, dass es bei diesen Reden weniger um den Sinngehalt der Rede als um meine Reaktionen darauf gegangen ist. Dieser verbale Kontakt über eine gewisse räumliche Distanz ersetzte ein apparatives Überwachungssystem beziehungsweise den zweiten Helfer im Wagen.

Die Ambulanzschwester, die mich vom Pflegedienst her kannte, schlug bei meinem Anblick die Hände vor das Gesicht und als mein Vater kurz darauf bei einem Blick auf mein Gesicht aschfahl geworden war, dämmerte es mir erst, dass in der vergangenen Stunde etwas ganz Besonderes mit mir geschehen war.

Jeder, der des Sprechens mächtig ist und über ein Telefon verfügt, kann heutzutage von jeder Stelle in der Bundesrepublik einen Notarztwagen, Rettungswagen oder Krankenwagen herbeizitieren. Da sieht es dann manchmal vor dem Haus eines Kranken aus wie bei einer Industriemesse für

Rettungsfahrzeuge. Zuerst erscheinen im ländlichen Raum nach einem nächtlichen Notruf oder einem Notruf am Wochenende die nebenberuflichen Rettungssanitäter des nächstgelegenen Einsatzpunktes. Dann erscheint nach spätestens fünfzehn Minuten mit Rettungsassistent in einem Vorausfahrzeug der Notarzt, der oft woanders stationiert ist als sein Notarztwagen. Dann kommt das Notarztfahrzeug mit zwei Rettungsassistenten, von denen sich mindestens einer noch in der Ausbildung befindet. Gelegentlich gesellt sich dann noch ein Rettungsfahrzeug dazu, dessen beide Insassen über Funk von dem Einsatz gehört haben, gerade in der Gegend sind und daher ihr Material und ihre Hilfe für alle Eventualitäten auch noch zur Verfügung stellen wollen. So kann das im Extremfall aussehen, und besonders dort, wo Rettungsdienstbezirke aneinandergrenzen, wie zum Beispiel auf der Albhochfläche, ist das nicht selten der Fall. Es versteht sich, dass die Fahrzeuge mit allen Schikanen eingerichtet sind, fast kleine mobile Kliniken. Die Rettungsassistenten sind hervorragend ausgebildet und mit den Vorgängen in der Notfallmedizin bestens vertraut, die Notärzte natürlich erst recht. Durch die häufigen gemeinsamen Einsätze und die persönliche Nähe während vieler durchwachter Nächte auf der Rettungswache hat sich auch der Umgangston unter den Rettern verändert, leider aber auch der Umgangston den Patienten gegenüber.

Alle Retter duzen sich, was einer reibungslosen Zusammenarbeit wahrscheinlich dienlich ist. Wenn aber, wie geschehen, ausgerechnet der jüngste und ganz am Anfang seiner Ausbildung stehende Helfer den altgedienten eben aus seiner vollen Sprechstunde herausgerufenen Hausarzt, der ihm schon als Kind Fieberzäpfchen ins Hinterteil geschoben hat, mit einem vertraulichen Du anredet, dann provoziert er geradezu den altbekannten Spruch: „I könnt mich net entsinna, dass mir scho amol mitnander Säu g'hütet hend!"

Das Verhältnis zwischen Hausärzten und Rettungspersonal ist geschäftsmäßiger geworden und dabei ist ein Teil der gegenseitigen Achtung auf der Strecke geblieben. Das rührt auch daher, dass manche Rettungsassistenten von bestimmten Notfallbehandlungsmethoden mehr verstehen als der eine oder andere Hausarzt, der ihrer Beurteilung nach am Notfallgeschehen gelegentlich ein etwas hilfloses Bild abgibt. Mit dieser Situation werden einige dieser jungen Männer und Frauen, die sich in Einzelfällen als die eigentlichen Ärzte fühlen, psychologisch nicht so recht fertig. Weil sich die Sachlage von Jahr zu Jahr zunehmend in diese Richtung entwickelt hat, fühlte ich mich gezwungen, im Umgang mit dem Rettungspersonal „Manneszucht" aufzubauen, wie ein früherer Chef von mir die Wiederherstellung von Ordnung, Höflichkeit und Achtung genannt hatte. So mussten in den Jahren meiner Praxisausübung einige „Berufsretter" erkennen, dass im oberen Lenninger Tal andere Umgangsformen gefragt waren als anderswo.

In praxi hat sich das dann manchmal folgendermaßen abgespielt. Das Rettungsfahrzeug rauscht mit Signal und in flottem Tempo in die Hofeinfahrt, anstatt ohne die ganze Nachbarschaft zu wecken, in angemessenem Tempo ruhig und beherrscht. Etwas außer Atem, mit einem vom Dauerreiz des Martinshorns hochgejagten Adrenalinspiegel stürmt dann der erste Assistent, ohne zu klopfen, in das Schlafzimmer des Patienten, um ohne den am Patienten beschäftigten Hausarzt zu registrieren, kaugummikauend zu bellen: „Wer ist der Patient, Blutdruck, Puls?"

In so einem Fall mische ich mich dann mit unmissverständlicher Bestimmtheit ein: „Jetzt ganget se grad no amol naus, nehmet da Kaugummi raus, no klopfet se, kommet nach Aufforderung rei, saget Grüaß Gott, stellet sich vor und dann kommet mir miteinander in's Gespräch."

Da in den allermeisten Fällen die Notfallsituation bereits beherrscht und der Patient mit allem Erforderlichen versorgt war, wurde ihnen schnell klar, dass hier nicht nur ein anderer Umgangston herrschte, sondern dass sie auch ihre Vorstellungen über notärztliche Fähigkeiten von Hausärzten überdenken mussten. So hat dann der eine oder andere noch etwas fürs Leben gelernt. Leider drehte sich in den letzten Jahren meiner Praxistätigkeit das Personalkarussell bei den Rettungsdiensten so schnell, dass ich bei den rasch wechselnden Einsatzkräften mit meiner Zusatzausbildung „Auftreten am Unfallort" nicht mehr nachkam.

Auch die Kollegen Notärzte ließen es gelegentlich an einem „standesgemäßen" Auftreten mit entsprechendem Umgangston fehlen. Als ich eines Mittwochnachmittags von der Gartenarbeit weg zwei Straßen weiter zu einem bewusstlosen, kaum atmenden, im Gartenbeet liegenden, alten Mann gerufen wurde, war der weitere Verlauf dieses Einsatzes fast schon vorgegeben. Ich checkte den Zustand des Patienten, legte eine Infusion und als sich die Atmung drastisch verschlechterte, intubiert und beatmete ihn über einen Beutel. Das alles in Gummistiefeln auf der Erde knieend, von der eigenen Gartenarbeit verschwitzt und verschmutzt und von einem etwas ramponierten Strohhut gegen die Sonne geschützt. Der Notarzt steuerte strammen Schrittes auf die aus Patient, Hausarzt, Angehörigen und Nachbarn bestehende Menschenansammlung zu und fragte nach kurzer Musterung des Szenarios, ohne im Entferntesten die Situation zu begreifen: „Ja, wer hat denn das veranlasst?"

Gegenseitiges Nichtkennen und eine im Behandlungstrubel am Unfallort unterlassene Vorstellung waren gelegentlich auch die Ursache für Missverständnisse. Der Mitarbeiter einer Monteurfirma war in der Fabrikhalle von einem Gerüst in die Baugrube gefallen und hatte sich dabei außer einem gebrochenen Bein auch noch eine Wirbelsäulenverletzung zugezogen. Der arbeitsmedizinische Assistent vor Ort hatte bereits eine notfallmäßige Lagerung veranlasst, eine Infusion gelegt und seine Helfer für die weitere Versorgung eingewiesen, als ich am Unfallort eintraf. Nach der Verabreichung eines Schmerzmittels gab ich Anweisungen für die Lagerung des Wirbelsäulenverletzten auf der Vakuummatratze, was wegen des gebrochenen Beines und wegen der räumlichen Verhältnisse nicht nach dem üblichen Schema erfolgen konnte. Während ich dem inzwischen eingetroffenen Notarzt über die Verletzungen des Verunfallten und meine Maßnahmen berichtete, schickten sich die Rettungsassistenten an, den Verletzten in der sonst üblichen Manier auf die Vakuummatratze zu lagern. Ich unterbrach ihre Bemühungen und erklärte ihnen nochmals im Detail, wie die Lagerung in diesem Fall vorzunehmen sei. Da sagte einer der Rettungsassistenten in einem beruhigend beschwichtigenden Tonfall, den man unwissenden Kindern gegenüber bei der Erklärung eines besonders schwierigen Sachverhaltes benutzt: „Des geht so net, wie Sie meinet. Wisset Se, en derra Matratz send an Haufa kleine Kügela drin und wenn mir dann d'Luft rausbombet, no wird die Matratz fest und starr."
Bevor ich die erforderliche Erwiderung loswerden konnte, entschärfte der arbeitsmedizinische Assistent, in weiser Voraussicht, die Lage, indem er meine Anordnungen bezüglich der Lagerung selbst durchführte. Später klärte er dann den Rettungsassistenten darüber auf, dass er soeben den

Landesarzt der Bergwacht Württemberg über die Funktionsweise der Vakuummatratze unterwiesen habe. Dazu muss man erklärend sagen, dass der Einsatz von Vakuummatratzen in der Bergrettung eine zentrale Bedeutung hat und dass manche ihrer praktischen Anwendungsmöglichkeiten erst im Einsatz im unwegsamen Gelände von Angehörigen der Bergwacht entwickelt und erprobt worden sind.

Ganz schlimm führten sich zwei nebenberufliche Hilfskräfte an einem frühen Sonntagvormittag auf. Der Rettungsdienst war gleichzeitig mit mir durch Angehörige gerufen worden.

„Mir hend grad da Vadder gfonda, der gibt nemme o."

Ich war nach wenigen Minuten zur Stelle und musste leider feststellen, dass an dem von seiner Frau im Hinterzimmer aufgefundenen Patienten keinerlei Lebenszeichen mehr festzustellen waren. Die genauere Untersuchung ergab, dass der Tod schon vor geraumer Zeit eingetreten sein musste, sodass ich nicht einmal im Entfernten die Möglichkeit einer Wiederbelebung erwog. Als ich der fassungslosen Ehefrau eben beibringen wollte, dass ihr Mann verstorben sei, hörte man das Rettungsfahrzeug mit Signal in die Seitengasse einfahren, es näherte sich rasant dem Haus und kam nach einem lauten Geschepper und Klirren von zersprungenem Glas mit quietschenden Reifen vor dem Haus zum Stehen. Zwei Retter stürmten voller Tatendrang ins Haus und konstatierten nach einem kurzen Blick auf den toten Patienten: „Do müaße mr glei reanimiera!"

Da verschlug es mir, und das will etwas heißen, glatt die Sprache. Ich packte wortlos beide gleichzeitig am Kragen ihrer Einsatzmontur und bugsierte sie kommentarlos rückwärts in den Hof hinaus. Vor dem Haus ließ ich sie los und musste beim Aufatmen leider feststellen, dass sie mit ihrem

Einsatzfahrzeug bei der rasanten Anfahrt den linken vorderen Kotflügel und den linken Scheinwerfer meines Wagens demoliert hatten. Bei diesem Einsatz gelang es mir dann auch nicht, so wie sonst fast immer, bis zum Abzug der Hilfstruppen die Atmosphäre wieder versöhnlich zu gestalten, damit sich schlussendlich Helfer und Arzt, verbunden durch eine gemeinsame Aufgabe, vertrauensvoll die Hand geben konnten.

Bei gemeinsamen Rettungseinsätzen mit dem fliegenden Personal der Bundeswehr erlebte ich gelegentlich erstaunliche Auftritte der uniformierten Helfer. Ein kleiner Junge war beim Spielen auf der Wiese oberhalb des Uracher Wasserfalls in den Bach gefallen und vor den Augen seiner entsetzten Eltern über die Kante des Albtraufs in die Tiefe gespült worden. Bei der Anfahrt hörte ich mit meinen Bergwachtkameraden über Funk, dass das Kind den Sturz nicht überlebt hatte und dass seine Mutter oben an der Schutzhütte vermutlich Hilfe nötig hätte. Nach einer strammen Fahrt über Holzabfuhrwege am Albtrauf erreichten wir die Albhochfläche auf direktem Weg. Bei der Hütte, ganz in der Nähe der Unglücksstelle traf ich auf eine sehr schlanke, feingliedrige, zarte junge Frau, die sich verständlicherweise in einem psychischen Ausnahmezustand befand. Sie war eher ruhig und jammerte leise vor sich hin. Ihre weit aufgerissenen Augen und ihre ganze Körperhaltung zeigten ihre unendliche Hilflosigkeit. Sie brauchte vor allem seelische Zuwendung. In dem Moment hastete ein Sanitätshauptfeldwebel der Bundeswehr keuchend mit seinem Notfallkoffer den Hang herauf. Nach einem kurzen Blick auf die Anwesenden öffnete er den Koffer und begann, eine Infusion vorzubereiten, ohne mir eine Chance zur Vorstellung zu lassen. Ich sagte ihm, die Frau benötige momentan keine kreislaufstützenden Maßnahmen, eigentlich gar keine invasive medizinische Betreuung. Da an meinem Bergwachtoverall, anders als an militärischen Uniformen, der Rang und die Qualifikation des darin Steckenden nicht abzulesen war, ignorierte er meinen Einwand und setzte sich mit Infusion und Kanüle auf die Frau zu in Bewegung. Um ein Handgemenge in dieser heiklen Situation zu vermeiden, musste ich unter Umgehung seines Bewusstseins eine sofortige Bewegungssperre in ihm auslösen. Ich stand auf, holte tief Luft und brüllte ihn aus vollem Hals an: „Herr Hauptfeld, Sie treten sofort fünf Meter zurück und warten auf Ihren Einsatzbefehl!“

Er blieb wie angewurzelt stehen, trat fünf Schritte zurück und starrte mich völlig perplex an. Langsam schien ihm zu dämmern, in welche Richtung hier die Befehlsflüsse verliefen.

„Herr Hauptfeld, Sie sprechen mit Oberfeldarzt d. R. und Landesarzt der Bergwacht Württemberg Falk Henkel, Sie können wegtreten!“

Nach dieser Kurzvorstellung verfrachtete ich die Frau in unser Fahrzeug, auch um sie vor den neugierigen Blicken der inzwischen auf Kompaniestärke angewachsenen Gafferschar zu schützen. Auf dem ganzen Weg zum Uracher Krankenhaus, wohin das Kind gebracht worden war, versuchte ein Bergwachtkamerad durch eine sehr empfindsame, nahezu professionelle verbale Ansprache, die seelische Starre der Mutter zu lösen. Das gelang ihm auf bewunderungswürdige Weise auch.

Um derartig unglückliche Abläufe in Zukunft zu vermeiden, ließ ich mir Tage später ein neues Namensschild mit Berufsbezeichnung und Dienstbezeichnung auf den Overall nähen.

Das alles soll nun nicht heißen, meine Kontakte mit dem Rettungsdienst wären durchweg unerfreulich gewesen. Das Gegenteil ist der Fall. Die meisten Einsätze wurden gemeinsam unter Beachtung der Höflichkeit untereinander wie auch erst recht den Patienten gegenüber durchgeführt. Das eine oder andere Mal war ich auch sehr froh über das sich mit Signal nähernde Rettungsfahrzeug, da ich als Einzelkämpfer, der gelegentlich an verschiedenen Fronten zu agieren hatte, Hilfe gut gebrauchen konnte.

Als aktives Bergwachtmitglied war ich selbst Mitglied im Deutschen Roten Kreuz, identifizierte mich auch mit den Zielen dieser Organisation und tue das immer noch. Ganz besonders als Landesarzt der Bergwacht Württemberg, als der Verantwortliche für die Sanitätsausbildung der Helferinnen und Helfer, hatte ich neben der fachlich hervorragenden Ausbildung immer das untadelige, besonnene und Vertrauen vermittelnde Auftreten der Kameradinnen und Kameraden im Auge. Das hilft dem Retter, der ruhig über den Akt des sich Vorstellens und der informativen Lageerkundung selber seine Aufgeregtheit in den Griff bekommt, gleichzeitig gibt man dem Verletzten oder akut Erkrankten mit seinem souveränen Auftritt die Hoffnung zurück, dass alles gut wird. Es ist nämlich weniger der Schmerz als die Hilflosigkeit und das der Situation Ausgeliefertsein, was die Betroffenen peinigt.

Gattenliebe

Wer inmitten von Streuobstwiesen lebt, weiß, dass die Pflege
der Obstbäume aufwendig ist, und der weiß auch, dass es in
Streuobstwiesen eine große Artenvielfalt von Kleinstlebe-
wesen gibt. Da aus den dort erzeugten Äpfeln und Birnen das
schwäbische Nationalgetränk, der Most, gemacht wird, kann
sich jeder Mosttrinker als Umweltschützer betrachten und
das auch mit dem Autoaufkleber „Mosttrinker sind Umweltschützer" seiner Umwelt mitteilen.

Als Arzt denkt man im Zusammenhang mit Mosttrinken
nicht in erster Linie an gelebten Umweltschutz, sondern an
die Gesundheitsschäden, die das langjährige und verstärkte
Mosttrinken hervorrufen kann. Entgegen landläufiger An-
sichten enthält der vergorene Apfelsaft Alkohol, und zwar
ungefähr so viel wie Bier. Alkohol ist ein Zellgift und schä-
digt mit der Zeit vor allem die Leber, aber auch das Gehirn.
Manche brauchen mehr Alkohol, um ihre Leber zu zerstören,
manche weniger, das hängt auch noch von der Genetik ab.

Als Hausarzt im ländlichen Raum ist man häufig mit den
Folgen des verstärkten Alkoholgenusses konfrontiert. Leider
ist der chronische Leberschaden, der letztlich zu einer Leber-
schrumpfung führt, keiner Behandlung zugänglich und so
bleibt nur, an den Symptomen herumzukurieren. Arzt und
Patient liefern sich über Jahre ein zähes Ringen, bis sich der
Krankheitsverlauf zunehmend schneller verschlechtert und
Notfallsituationen den Patienten an den Rand des Grabes
bringen. Eine solche klassische Notfallsituation ist eine
plötzliche Massenblutung aus den infolge Leberverhärtung
aufgestauten Venen der unteren Speiseröhre, die sogenannte
Oesophagusvarizenblutung.

Einmal wurde ich in aller Herrgottsfrühe zu einem Patienten in den Nachbarort gerufen, der nach einer kurzen Übelkeit im Schwall große Mengen von frischem Blut erbrochen hatte. Voller Verwunderung kommentierte er das Geschehene: „So ebbes han e no nia g'het."

Während der Erstversorgung versuchte ich dem Patienten klar zu machen, dass seine Krankheit jetzt in ein sehr ernstes Stadium gekommen sei und dass man mehrere derartige Ereignisse nicht überleben könne. Nach relativ kurzer, aber sehr aufwendiger Krankenhausbehandlung war der Patient wieder zu Hause. Er war sehr schwach und bedurfte der Hilfe seiner Frau bei nahezu allen Verrichtungen. Tatsächlich kam es auch schon nach wenigen Wochen, wie befürchtet, zu einer zweiten massiven Blutung. Der Patient war kaum noch ansprechbar und wurde mehr tot als lebendig von den Rettungsassistenten auf der Trage aus dem Schlafzimmer gefahren. Allen Anwesenden war klar, dass er diese zweite Attacke nicht überleben würde. Die Ehefrau folgte dem Transport und als dieser eben den Flur erreicht hatte, sagte sie in bedauerndem Ton, aber so laut, dass es im ganzen Treppenhaus zu hören war: „Wenn e jo gwieß wüsst, dass es nemme so lang goht, no kennt er jo au drhoim bleiba."

Vom Umbringen

Wenn auf der Alb in freier Landschaft eine tote Person aufgefunden wird, hat die Polizei größte Schwierigkeiten, einen Arzt für die Leichenschau aufzutreiben. Wenn sich besagte Person auch noch an einer etwas unzugänglichen Stelle befand, dann rief die Polizei zuerst bei mir an, weil man aus meiner Bergwachtzugehörigkeit auf eine ausreichende Geländegängigkeit schloss und weil meine ärztliche Zuständigkeit für den gesamten Markungsbereich der Gemeinde einfach vorausgesetzt wurde. So musste ich im Verlauf meiner Landarzttätigkeit für eine ganze Reihe von akut verstorbenen, erschossenen, vergifteten, abgestürzten, erschlagenen und erhängten Personen eine Todesbescheinigung auf freiem Feld ausstellen.

An einem bis dahin ereignislosen Herbsttag baten mich während der Mittagspause die Polizeibeamten des Lenninger Postens um die Durchführung einer Leichenschau bei einem Erhängten im Gewann Alter Hau, nicht weit vom Mittagsfelsen am Albtrauf. Irgendwie hatte mein vierzehnjähriger Sohn von diesem Vorgang Wind bekommen und stand, wie schon öfters bei ungewöhnlichen Einsätzen, gestiefelt und gespornt vor der offenen Garagentür. Also erschienen wir zu zweit, von den Beamten bereits erwartet, unter dem Ast einer kräftigen Esche, an dem eine erhängte männliche Person, mit den Füßen etwa einen halben Meter vom Boden entfernt, frei baumelte. Dass so die Untersuchung des Toten nicht möglich war, fiel dem praktischen Verstand meines Sohnes sofort auf und daher sagte er nach einem kurzen Blick auf die Lage zu unser aller Erstaunen: „Vadder, heb me nauf, no schneid en ab."

Dass sich Leute im freien Gelände aufhängen, ist natürlich eher die Ausnahme. Normalerweise wird der bequemere Weg, nämlich das häusliche Aufhängen, gewählt, erst recht, wenn das Erhängen spontan aus einer bestimmten Situation heraus erfolgt. In einem solchen Fall erhängt man sich da, wo das auslösende Ereignis eingetreten war. Das war auch in folgendem Fall so. Eine von Panik gezeichnete Frauenstimme bat telefonisch um den sofortigen Besuch. Der Familienpatriarch sei in einem „Allmachtszorn" türenschlagend auf den Dachboden gehastet und man befürchte, er werde sich etwas antun. Ich ließ alles stehen und liegen und war nach Minuten an Ort und Stelle, rannte im Sturmschritt, von einigen entsetzten weiblichen Wesen eingewiesen, vorbei an einem mitten in der Hausschlachtung erstarrt staunenden Hausmetzger, über die Stiegen auf den Dachboden. Der Patriarch hatte sich, wie zu Recht befürchtet, an einem Dachsparren aufgehängt. Ankommen, sehen, begreifen, Tasche aufreißen und den Zuckenden mit einem Skalpell abschneiden, war eine Angelegenheit von Sekunden. Da er sich nicht mit Schwung in eine speziell hergerichtete Seilschlaufe gestürzt hatte, konnte ich den durch sein Unwissen eingeleiteten, langsamen Vorgang des Erdrosselns noch rechtzeitig unterbrechen. Nach kürzester Zeit war er ansprechbar.

„Herr B., warum om alles in aller Welt hend Sie sich denn aufhänga möchta?"

Die Antwort kam mit noch nicht verrauchtem Ingrimm unverzüglich: „Jetzt sag e jedes Johr am Schlachtdag denne saudomme Weiber, se sollet net bloß Leber- ond Griabawurscht en Dosa macha, i mecht au oine em Darm. Jetzt hend se scho wieder bloß Dosawurscht g'macht. Was soll e do doa? No han e me halt do nauf g'hängt.".

In dem Versuch, ihr Leben von eigener Hand zu beenden, sehen viele Verzweifelte die einzige Möglichkeit, ihrer anscheinend ausweglosen Lebenssituation zu entkommen. In seltenen Fällen kann der ernsthaft unternommene, aber untaugliche Versuch einer Selbsttötung auch ein Anstoß sein, die schwierige Lebenssituation wieder anzunehmen. Als ich nach dem Sommerurlaub wieder einen Routinebesuch bei einer alleinstehenden, gehbehinderten und auch ansonsten mehrfach ernsthaft erkrankten Patientin machte, war ich sehr erstaunt, sie auf dem Sofa liegend mit einem Oberschenkelgips am rechten Bein anzutreffen. Anstelle einer Begrüßung setzte sie mich direkt nach meinem Eintreten unmissverständlich ins Bild: „Hend Sie scho g'hört, was e g'macht han? I han mi wölla end r Scheuer henka, no isch's Soil g'fatzt, i ben nonderg'falla ond han da Fuaß brocha."

Während eines längeren Gesprächs über ihre Beweggründe für den Selbsttötungsversuch stellte sich heraus, dass sie Erbauseinandersetzungen mit der weiter entfernt lebenden Verwandtschaft befürchtete. Es ließ sich jedoch darstellen, dass sie sich grundlos in diese Vorstellung verrannt hatte, worauf sie einen sichtlich entspannteren Eindruck machte. Nach einigen Wochen hat sie mir ihr Testament überreicht, mit der Bitte, ihr Testamentsvollstrecker zu werden, was ich nach Rücksprache mit ihrem Notar auch geworden bin.

Einer meiner Patienten versuchte eines Tages, früh am Morgen, sein ihm unerträglich scheinendes Leben mit einem Messer zu beenden. Ganz ungewöhnlich für ein derartiges Vorhaben, wählte er als Instrument ein geriffeltes Brotmesser und versuchte, mit einem quer angesetzten Schnitt sich den Hals abzuschneiden. Weil dies mit dem dafür ungeeigneten Messer offensichtlich nicht sofort klappte, setzte er das Schneidwerkzeug noch mehrmals an verschiedenen Stellen des Halses an, was auch nicht zum Erfolg führte. Während dieser ganzen Halsabschneiderei muss er anscheinend so gelärmt haben, dass seine Frau schließlich auf ihn aufmerksam wurde und ihm das Messer abnehmen konnte. Beim Betreten der Wohnung, besser gesagt des Schlachtfeldes, musste ich verschiedentlich leer schlucken. Boden, Möbel und teilweise auch die Wände waren blutverspritzt, am Tisch saß der blutüberströmte Patient, kreislaufmäßig stabil und bei vollem Bewusstsein. Man weiß von vielen Einsätzen, dass auch sehr wenig Blut, wenn es nur ordentlich verteilt ist, einen grauenhaften und vor allem lebensbedrohenden Eindruck hervorrufen kann. Ich verband die Verletzungen, legte eine Infusion und noch bevor ich mit Worten beruhigend auf den Verletzten und seine Frau einwirken konnte, war auch schon der Rettungsdienst zur Stelle und verfrachtete den Patienten in den Notarztwagen. Eine weitere Familienangehörige war zwischenzeitlich auch erschienen, sodass ich mich von der Ehefrau des Verletzten verabschieden konnte. Ich bat sie, mich im Laufe des Tages zu benachrichtigen, falls sie sich nicht wohlfühlen sollte, oder Probleme auftreten würden. Beim Hinausgehen kamen wir an der Küche vorbei, in der sie sichtlich bei der Vorbereitung des Frühstücks unterbrochen worden war. Beide Arme hilflos nach oben schlagend sagte sie: „Do kennt einem doch glatt dr Appetit auf's Kaffeetrenka verganga!“

Sparsamkeit und Geschenke

Sparsamkeit gilt überall als Tugend. Vielleicht sind die Schwaben auf der Alb und am Rande der Alb diesbezüglich etwas tugendhafter als die Bewohner anderer Landstriche, was bestimmt auch der Tatsache geschuldet ist, dass die Lebensumstände, besonders auf der Alb, früher ausgesprochen karg waren und das Sparen zum Überleben einfach notwendig war. Die schwäbische Sparsamkeit hat nichts mit Geiz zu tun. Das ist schon daran erkenntlich, dass bei einer Einladung in ein schwäbisches Haus das Beste aus Küche und Keller aufgetischt wird. Nachdenklich könnten einen allerdings die Worte der Hausfrau stimmen, mit denen sie das Festmahl eröffnet: „Greifet nur beherzt zu, en dr Küche hot's no mehr und des auf dem Tisch isch bereits verschmerzt."

Manche Form gelebter Sparsamkeit ist leicht nachzuvollziehen und macht durchaus Sinn. Wer sein Vesper am Arbeitsplatz auf einem Stapel blütenreinen Papiers, an dessen Herstellung er maßgeblich beteiligt war, einzunehmen gewohnt ist, der vespert auch zu Hause nicht auf Geschirr, sondern auf Papier, das einen Papierwerker nichts kostet und das in Gedankenschnelle entsorgt ist, und zwar ohne einen umweltbelastenden Reinigungsvorgang. Diese Sonderform der Tischkultur ist sparsam und außerdem ausgesprochen hygienisch. Es werden zwar täglich nur minimale Beträge eingespart, die über Jahrzehnte dann aber doch zu einer stattlichen Summe anwachsen.

Manche sparen auch ohne Rücksicht auf die eigene Gesundheit. Anlässlich eines Hausbesuchs erklärte mir eine betagte Patientin, ihre nagelneue Brille sei zu stark. Das Sehen mit dieser Brille würde sie sehr anstrengen und sie würde vorerst ihre gewohnte Brille weiterbenutzen. Ich protestierte und wollte sie erneut zum Augenarzt schicken, um ihr eine passende Brille anmessen zu lassen. Diesen Vorschlag lehnte sie aber vehement ab: „Lasset Se des no bleiba, Herr Dokter, do wart ich lieber no a Weile, no werd i en die neue Brill scho neiwachsa."

Wer unter den bescheidensten Verhältnissen ein entbehrungsreiches, aber erfülltes Leben geführt hat, war und ist immer gezwungen das Sparen im Hinterkopf zu haben. Das habe ich von einer ganz lieben und sehr betagten Patientin gelernt. Diese alte Frau lebte nach dem Tode ihres Mannes allein in ihrem winzig kleinen, puppenstubenhaften Häuschen. Bei meinen Besuchen musste ich nicht nur unter den Türen den Kopf einziehen, auch in den Zimmern konnte ich kaum aufrecht stehen und ausladende Bewegungen waren wegen der Gefahr, etwas umzustoßen, nur unter größter Vorsicht möglich. In diesen beengten Wohnverhältnissen hatte das Ehepaar drei Kinder aufgezogen. Manchmal habe ich mich gefragt, wie die Frau mit der Hebamme zusammen die Hausgeburten in dem eher einem Verschlag als einem Schlafzimmer ähnelnden Räumchen bewerkstelligt hatte. Die Kinder und Enkel wohnten natürlich längst in ihren eigenen, modernen und großzügig bemessenen Häusern und kümmerten sich rührend um die alte Mutter. An einem sonnigen Septembertag brachte sie mir nach dem Blutdruckmessen, Abhören und Ausstellen einer Verordnung ein Bündel Rettiche aus dem eigenen Gärtchen und nötigte mich, noch einen kurzen Moment Platz zu nehmen. Dieser, von dem sonst üblichen Besuchsablauf abweichende Vorgang machte mich neugierig. Sie kam unverzüglich zur Sache: „Herr Dokter, wie viel Zentner Kohla soll i für de nächst Heizperiode b'stella? Wisset Se, meine Kinder hend en ihre Häuser Ölheizunga."

Den Zusammenhang zwischen ihrem Kohlenbedarf und den Ölheizungen der Kinder konnte ich in dem Moment nicht nachvollziehen.

„Sia wisset noch so viel Johr doch bestimmt am besta, wie viel Kohla Sie über da Winter brauchet."

„Normalerweis scho, aber jetzt bin e so alt und i wird ällweil schwächer und wenn ich dann mitta em Wender stirb, no bleibet die Kohla übrig und meine Kinder könnet se net verbraucha. Drom send Sie dr Einzige, den e des froga kann, weil Sie ungefähr wisset, wie lang ich noch lebe."

Daraufhin ist bei mir endlich der Groschen gefallen und ich war über ihr Vertrauen in meine Ein- und Weitsicht richtig gerührt. Ich empfahl ihr, die übliche Menge Brennstoff zu bestellen, was sie sichtlich mit Beruhigung annahm.

Von übertriebener Sparsamkeit mir gegenüber merkte ich bei meinen Patienten jedenfalls nichts. Ich bekam immer wieder kleinere Geschenke. Meist handelte es sich um Naturalien aus der eigenen Landwirtschaft. Wenn Bohnen, Tomaten, Gurken, Zucchini, Salat und Rettiche in den Patientengärten reif waren und das Überangebot zum Verschenken nachgerade zwang, war natürlich auch das Gemüse in unserem Garten reif und die eigenen Rettiche und der eigene Salat mussten durch gesteigerten Verbrauch vor dem Schießen bewahrt werden. Selbst bei höchst einseitiger Ernährung kann der Gemüseverzehr nicht ins Unendliche gesteigert werden und so kam es in unserem Haushalt in den Sommermonaten immer zu einer Gemüseschwemme.

Eier waren auch ein beliebtes Präsent. Ich bekam meist einen Rahmen mit sechs oder zehn Eiern, was meine Mutter völlig aus dem Häuschen brachte, weil sie in den „schlechten Zeiten", also nach dem Krieg, als einige Eier in dem anlaufenden Arzthaushalt sehr willkommen gewesen wären, immer nur „a paar Eila“ bekam und das waren dann stets drei Stück.

Einmal bekam ich als Geschenk eine Plastiktüte voller Asche aus einem Holzofen überreicht. Den Wert dieses Geschenkes kann nur der ermessen, der leidenschaftlich einen eigenen Garten bewirtschaftet und dabei auf ein biologisches Vorgehen Wert legt. Die ersten Keimblätter der Bohnen werden häufig von bestimmten Insekten abgefressen und die Mitbewerber tun sich sogar an den nachgesteckten Bohnen gütlich. Die Bepuderung mit Holzasche bringt in solchen Fällen tatsächlich Hilfe. Leider gibt es Holzasche kaum noch und so trat mir die Patientin einen großen Gefallen, indem sie über Wochen von ihrer Asche einen Teil für mich gesammelt hatte.

Für ein besonderes Fest sorgten die Brotgeschenke. Ein frisches, noch lauwarmes Brot aus dem Holzofen des Gemeindebackhauses oder aus einem privaten Holzofen ist eine Köstlichkeit. Kaum hatten wir einen Brotlaib hochbeglückt an der Haustüre in Empfang genommen, war er auch schon achteckig geschnitten. Jeder war auf ein Stück knuspriger Kante scharf und die Ecken wurden mit Butter und Salz unverzüglich am Küchentisch aus der Hand verzehrt. Unsere Versorgung mit „Bachhausbrot“ stellten wir dann doch sicher, indem meine Frau unter der Anleitung und zusammen mit einer Nachbarin, einer resoluten aber herzensguten, erfahrenen Landfrau, unser Brot im Gemeindebackhaus an der Lauter selbst buk. Als Großstadtkind hätte sich meine Frau nie träumen lassen, eines Tages 20 Kilo Teig zu kneten und in einem ländlich idyllischen Gemeindebackhaus eigene Teiglaibe „einzuschießen“.

Viele meiner betagten Patientinnen, der harte Kern meines „Fanclubs“, strickten täglich. Mit der unverwüstlichen

„Esslinger Wolle" produzierten sie unzählige Paare von Socken. Eine Auswahl dieser Produkte erhielt ich dann bei Hausbesuchen in der Weihnachtszeit als Geschenk. Da ich die Socken bis heute im rollierenden Verfahren im Gebrauch habe, verfüge ich über etwa 30 Paar nahezu neuer Socken.

Mehr als zwanzig Jahre lang bekam ich von einer Patientin zu Weihnachten ein Stück Rauchfleisch und eine Flasche Sekt als Präsent. Der Anlass für diese jährlich wiederkehrende Wohltat war ein Unglücksfall. An einem Samstagnachmittag, wir saßen gemütlich nach der Gartenarbeit auf der Terrasse, läutete an der Haustür ein hochgradig aufgeregter Mann in Arbeitskleidung und berichtete in hektischem Stakkato: „Mir send en de Kirscha en dr Au ond mei Frau isch von dr Leiter g'floga. Se gibt no a, kann sich aber nicht bewega."

Die Verletzung stellte sich glücklicherweise als nicht lebensbedrohlich heraus, jedoch bestand der Verdacht auf eine Verletzung der Wirbelsäule ohne Beteiligung des Rückenmarks. Der Rettungsdienst wurde alarmiert und die Frau entsprechend gelagert und an Ort und Stelle hinsichtlich Schmerz und Kreislauffunktion versorgt. Ich beschäftigte den furchtbar aufgeregten Ehemann als Einweiser des Rettungsdienstes, setzte mich neben die Patientin, um sie Händchen haltend und mit Worten zu beruhigen, was ganz gut gelang. Beim Eintreffen des Rettungsdienstes war die Lage ziemlich entspannt. Im Krankenhaus wurde eine Wirbelfraktur diagnostiziert und nach einigen Wochen konnte die Patientin wieder ihren Haushalt versorgen. Die persönliche Zuwendung während ihrer misslichen Lage vergaß sie mir buchstäblich bis an ihr Lebensende nicht.

Von schwäbischer Sparsamkeit hatte mein Onkel Hans, der auch Arzt war und meine Mutter nach dem Krieg einige Tage vertreten hatte, bestimmt nichts bemerkt. Bei fast jedem Hausbesuch wurde ihm ein selbstgebranntes Kirschwasser angeboten. Damit war beiden Seiten geholfen. Die Patienten waren froh, dem männlichen Heilkundigen eine angemessene Zuwendung machen zu können, und mein Onkel war froh, nach seinem langen Lazarettaufenthalt wegen einer Beinamputation, endlich wieder am Leben teilhaben zu können. Die Kirschwasserverwöhnung hatte ihn richtig begeistert. Die nachmittägliche Sprechstunde konnte daher das eine oder andere Mal erst mit beträchtlicher Verspätung beginnen.

Alkoholische Getränke sind ein ausgesprochen beliebtes Geschenk für den Hausarzt. Die Spätaussiedler aus Russland produzierten flaschenweise Eierlikör, der sich im Laufe der Zeit in meinem Keller anhäufte. Die Griechen brachten vom Heimaturlaub selbstgebrannten Ouzo mit, die Bosnier, Serben und Kroaten überreichten selbstgebrannten Sliwowitz. Da bei dem Genuss selbstgebrannter Erzeugnisse immer eine gewisse Vorsicht angeraten ist und da das eine oder andere Erzeugnis heimatlicher Brennkunst geschmacklich nicht überzeugte und da ich beim besten Willen so viel Schnaps auch nicht verbrauchen konnte, war ich beim Wegzug aus meinem Praxisort gezwungen, an die einhundert Liter Schnaps zu entsorgen.

Gartenprodukte und die veredelten Erzeugnisse daraus waren nicht nur beliebte Geschenke an den Hausarzt, sie dienten auch als Währungsersatz in einer Art Tauschhandel für die Begleichung einer Dienstleistung. Mehrmals im Jahr wurde ich von den verschiedensten Vereinen gebeten, meist zum Abschluss einer Jahreshauptversammlung, einen Vortrag über ein gesundheitsrelevantes Thema zu halten. Im Laufe der Jahrzehnte sind meine Geschmacksvorlieben zum allgemeinen Wissensstand geworden und so haben sich bestimmte Präsente als Vergütung für einen Vortrag eingebürgert. Bei den Landfrauen gab es aus den verschiedensten Haushalten selbst gemachtes Quittengelee. Beim Gartenbauverein dominierten bei den Präsenten die alkoholhaltigen Varianten der eigenen Erzeugnisse, wie Himbeergeist oder Rumtopf. Beim Krankenpflegeverein konnte es nach einem Vortrag über gesunde Ernährung auch mal ein Korb mit Hausmacherwurst samt „Verdauerle" sein. Der Turnverein zeigte sich für meinen ehrenamtlichen Einsatz bei der Betreuung von Veranstaltungen, für sportmedizinische Vorsorgeuntersuchungen und für die regelmäßigen sportmedizinischen Beiträge in der Vereinszeitung nicht mit sächlichen Zuwendungen erkenntlich. Entsprechend der Ehrungsrichtlinien des Württembergischen Landessportbundes bekam ich in den vorgeschriebenen Jahresabständen bei der Jahresfeier des Vereins auf der Bühne, zusammen mit anderen verdienten Vereinsmitgliedern, Ehrenurkunden und Ehrennadeln in verschiedener edelmetalliger Ausführung überreicht. Kurz vor der Praxisaufgabe wurde ich zum Ehrenmitglied des Vereins ernannt.

Bergwacht

Die Bergwacht Württemberg ist eine Gemeinschaft des Deutschen Roten Kreuzes. Ihr Tätigkeitsschwerpunkt ist die Rettung aus unwegsamem Gelände, aus Felswänden, von Pisten und Loipen, aus großen Höhen technischer Anlagen und von Bäumen. Wie auch beim DRK gehört der Sanitätsdienst zur Kernkompetenz der Bergwacht, außerdem ist die Bergwacht auch eine Säule des Katastrophenschutzes. Naturschutz und Landschaftspflege sind ein weiteres Standbein der Organisation. Einsatzgebiet ist die Schwäbische Alb und das Schwäbische Allgäu. Aktuell sind bei insgesamt 1347 Mitgliedern 454 geprüfte Rettungskräfte und 17 Ärztinnen und Ärzte in 19 lokalen Bereitschaften organisiert und halten an den Wochenenden einen geregelten, von 37 Stützpunkten ausgehenden Dienstbetrieb aufrecht. Die Rettungskräfte des überregionalen Bergrettungszuges sind auch außerhalb der Wochenenden rund um die Uhr einsatzbereit.

Vier Jahre nach meiner Niederlassung als Allgemeinarzt trat ich 1978 in die Bereitschaft Lenninger Tal der Bergwacht als Bereitschaftsarzt ein. Damals gab es in der Bergwacht nur zwei Bereitschaftsärzte. In den Folgejahren legte ich nach der Teilnahme an den entsprechenden Lehrgängen die Winterdienst-, die Naturschutz- und die Luftretterprüfung bei der Bergwacht ab und erwarb bei der Ärztekammer die Fachkunde „Notfallmedizin". In den ersten Jahren meiner Bergwachtzugehörigkeit habe ich viel von dem damaligen, sehr erfahrenen Landesarzt Med. Dir. Dr. Klaus Stelzer gelernt, der zusammen mit einem Rettungssanitäter ein Handbuch der Gebirgs-Sanitätsausbildung verfasst hatte. Im Laufe der Jahre unterstützte ich ihn bei den Lehrgängen und Prüfungen mehr und mehr, wurde dann stellvertretender

Landesarzt und als der Landesarzt aus Altersgründen sein Amt aufgegeben hat, wurde ich 1990 von der Bergwachtversammlung zum neuen Landesarzt gewählt.

Die ehrenamtliche Tätigkeit in der Bergwacht bedeutete mir viel, obwohl der zeitliche Aufwand beträchtlich war. Wochenendlehrgänge im Gebirge zur Ausbildung und als Vorbereitung für die Prüfungen und schließlich die eigentlichen Prüfungslehrgänge, Ausschusssitzungen, Besuche von Bergrettungskongressen in Innsbruck, dienstliche Teilnahme an Großereignissen als Bereitschaftsarzt, wie Flugtagen und Volksläufen und dazu noch die sanitätsdienstliche Ausbildung der Aktiven in der eigenen Bereitschaft, belegten meinen Terminkalender über das ganze Jahr stark. Alljährlich gab es auch Ausfahrten der Bereitschaft im Sommer und Winter, wie Bergwanderungen, Skitouren, Klettersteigbegehungen und Pistenskilauf, die neben kurzen Ausbildungsinhalten vornehmlich dem kameradschaftlichen Umgang bei der Erkundung der faszinierenden Bergwelt dienten. Der harte Kern der Bereitschaft bestand aus gestandenen Männern, die neben ihrem Beruf, manche waren selbstständig, ehrenamtlich seit vielen Jahren im Naturschutz und in der Bergrettung tätig waren. Alle geerdete Persönlichkeiten, mit denen man sich über Gott und die Welt mit Gewinn unterhalten konnte. Anfänglich war die Gemeinschaft noch sehr geprägt von gemeinsamen Wanderungen auf der Alb und von gemütlichen Hüttenabenden mit viel Gesang und ausgelassener Lebensfreude. Eine solche Truppe neigt dazu, Bewährtes zu achten. Nicht jede angedachte Neuerung wird gleich weiterverfolgt oder gar übernommen. Die diesbezüglichen, zum Teil hitzigen Diskussionen gipfelten am Ende oft in dem denkwürdigen Spruch unseres Kameraden Kurt: „Am besta isch, mr lässt's wia's isch."

Beispielhaft für den familiären Zusammenhalt der Bereitschaftsmitglieder ist ein Nikolausabend auf der Hütte. Die Aktiven waren mit Frauen und Kindern versammelt. Im Gegensatz zu anderen Hüttenabenden war die Stimmung jedoch vor lauter Erwartung sehr formal, direkt gestelzt. Die Mütter waren vor der Präsentation ihres dem Anlass entsprechenden gekleideten Nachwuchses konzentriert, eher einsilbig. Entsprechend der etwas weihevollen Stimmung war auch von den Männern keine Auflockerung der Situation zu erwarten. Schließlich kam der Nikolaus und begann, nach der üblichen Auftrittsrede, ein Kind nach dem anderen zu sich zu rufen. Die ersten Kinder trugen ein Gedicht vor, sangen ein Lied oder spielten ein Stück auf der Flöte und bekamen dann ein Päckchen. Diesen Ablauf hatten mein Sohn und ich nicht vorausgesehen. Kurz vor seinem Auftritt schlich er sich an und bat um eine Anweisung für seinen Auftritt. Ich flüsterte ihm die Lösung des Problems ins Ohr. Der Nikolaus rief ihn als letzten auf: „Ja, Heiko, möchtest du mir au ebbes saga?"

„Ja, klar, mei Vadder sagt emmer, wer mehr sagt als Prost, isch a Schwätzer."

Daraufhin brach ein Tumult los und die gespannte Atmosphäre löste sich explosionsartig auf. Die Kinder lachten befreit, das würdevolle Gesicht des Nikolaus entgleiste total, von den Frauen hörte man Gemurmel des Unverständnisses und die Männer klatschten und lachten, als ob ihnen eine Zentnerlast von den Schultern gefallen sei. Von dem Moment an entwickelte sich ein ausgelassenes Fest, wie ich es noch nie erlebt hatte. Es wurde gegessen, erzählt, gelacht, gesungen und getrunken. Als die Kinder in den Betten waren, trugen einige virtuos Klampfe spielende Aktive sogenannte „Lumpenlieder" vor, abwechselnd sangen alle mit und schlussendlich wurde die Orchesterbesetzung komplettiert durch Suppenlöffel, die, paarweise auf den Oberschenkel geschlagen, einen fetzigen Rhythmus vorgaben. Als Führungsinstrument musste das notdürftig gereinigte Metallgitter des Fußabstreifers von der Haustür herhalten, das mit dem Stiel einer Suppenkelle in meisterlicher Manier kreativ zum Klingen gebracht wurde. Alles in allem der Ausdruck entspannter und fröhlicher Lust am Leben.

So locker und lebensfroh die „Bergwächtler" in der Freizeit waren, so ernsthaft, konzentriert und professionell waren sie im Einsatz bei Rettungsmaßnahmen und Bergungen. Es ist ein besonderes Gefühl, wenn man, von einem Kameraden gesichert, über eine Felskante in eine Wand einsteigt und dann zu einem abgestürzten Verletzten abgelassen wird. Bergungen von Kletterern aus dem Fels, von Gleitschirmfliegern von Bäumen und deren Abtransport im Steilhang des Albtraufs sind technisch aufwendig, personalintensiv und körperlich anstrengend. Die medizinische und sanitätsdienstliche Versorgung der Verletzten erfolgte nach den Regeln der Bergrettung, musste aber oft wegen der einzigartigen Unfallsituation, den Umständen entsprechend modifiziert werden. Uneigennützige Zusammenarbeit, oft mit blindem Verständnis und immer mit gegenseitigem Vertrauen, sind die Grundlagen für das Vorgehen unter erschwerten Bedingungen. Selbstverständlich erwächst dann nach unzähligen Einsätzen über viele Jahre zwischen den Bergrettern eine einzigartige, tiefe Beziehung. Diese kommt besonders dann zum Tragen, wenn es nach dem tragischen Ende eines Einsatzes erforderlich war, sich gegenseitig bei der Verarbeitung des Erlebten und Getanen zu unterstützen.

Der Stellenwert der Bergwacht in unserem Familienleben erreichte bald ein sehr hohes Niveau, nachdem meine Frau als geprüfte „Bergwächtlerin" nach ihrer

Winterdienstprüfung regelmäßig in einer Dienstgruppe wochenendweise am Bereitschaftsdienst auf unserer Hütte im Einsatzgebiet auf der Alb eingesetzt wurde. Sie konnte mich von da an zu den Lehrgängen und Übungen begleiten, um durch Mithilfe beim Übungsablauf und bei der Betreuung der Anwärter zu einem Gelingen der Veranstaltungen beizutragen. Dieser für sie einschneidende Entschluss, Bergretterin zu werden, war durch verschiedene Ereignisse angestoßen worden. Die Konfrontation mit mehr oder weniger schweren Verletzungen an unserer Haustür während meiner Abwesenheit hatte sie von der Notwendigkeit einer fundierten sanitätsdienstlichen Ausbildung in der Bergwacht und beim DRK überzeugt. Da war der abgesägte Daumen eines Freizeitschreiners, der an einer Sehne hängend, nach dem Zurückschlagen des verhüllenden Handtuchs herunterbaumelte, die quer verlaufende, tiefe Schnittwunde über den Oberbauch, die sich ein alkoholisierter „Vesperer" beim Brotschneiden zugezogen hatte, und die alte Bäuerin, die sich nach einer Wespenattacke mit unzähligen Stichen in grenzwertigem Kreislaufzustand bis zu unserer Türklingel gequält hatte.

Die Basisausbildung in Erster Hilfe erfolgte an den Gruppenabenden im Feuerwehrgerätehaus durch einen Kameraden mit der Qualifikation eines Rettungsassistenten und durch mich. Die jungen Männer und Frauen, die den ganzen Tag gearbeitet hatten, hatten oft Schwierigkeiten, bei der etwas trockenen und fremden Materie wach zu bleiben. Um den Stoff attraktiver darzustellen und um den Aufmerksamkeitspegel während einer Unterrichtseinheit hochzuhalten, arbeitete ich mit der Zeit den gesamten Lehrinhalt der Ersten Hilfe in Versform auf Schwäbisch aus. So ein Gedichtvortrag erhöhte die Spannung und löste gelegentlich bei unerwarteten sprachlichen Kapriolen Heiterkeit aus und das bei sachlich völlig korrekter Darstellung des Lehrinhalts. Zur Vermittlung der verschiedenen Schweregrade und Symptome eines Schädel-Hirn-Traumas heißt es da unter anderem:

„Manchesmol, mr will's net hoffa,
isch dr Schädel richtig offa.
En so ma Fall fendet sich Hirn,
ausnahmsweis au vor dr Stirn."

Die ganze Sammlung der Texte erschien dann als „Erste Hilfe auf Schwäbisch" in Buchform und gehörte bald bei vielen des Schwäbischen mächtigen Ausbildern der Rettungsorganisationen zum gängigen Unterrichtsmaterial.

Dass die Kenntnisse in Erster Hilfe und die immer wieder drillmäßig geübten Handgriffe zur Behebung eines Herz-Kreislaufstillstandes einmal einem Bergwachtkameraden zugutekommen, ist wahrscheinlich recht selten. Während der Jahreshauptversammlung in unserem voll besetzten Gruppenraum kippte der direkt neben mir sitzende, frühere Bereitschaftsleiter urplötzlich nach vorne und schlug mit dem Kopf auf der Tischplatte auf. Die Diagnose Herz-Kreislaufstillstand war in Sekundenschnelle gestellt und mit der Maskenbeatmung mit Sauerstoff und der Herzdruckmassage begannen die Reanimationsmaßnahmen einen Lidschlag später. Der bereits verständigte Notarzt kam mit seinem Defibrillationsgerät kurze Zeit später und mit den erweiterten Maßnahmen konnte schnell wieder ein funktionsfähiger Herzrhythmus ausgelöst werden, ohne dass die Sauerstoffversorgung des Gehirns unterbrochen gewesen wäre. Im Krankenhaus wurde dem Patienten ein Defibrillator implantiert und bei unserer nächsten Skiausfahrt nach Fiss konnte er zwar nicht mit uns Ski laufen, aber zumindest konnte er bei strahlendem Winterwetter einen Spaziergang auf dem 2436 m hohen Schönjoch unternehmen. So viel Glück verdient eigentlich jeder, aber nur wenigen wird es zuteil.

Die Tätigkeit im Rahmen der Bergwacht nahm bei uns wie auch bei den anderen Mitgliedern des harten Kerns der Bereitschaft einen beträchtlichen Anteil des Familienlebens in Anspruch. Zwischen meinem Eintritt 1978 und meinem Ausscheiden aus dem aktiven Dienst nach der Praxisabgabe 2006 veränderte sich in der Bergwacht viel. Die anfänglich unabhängige Organisation „Bergwacht" wurde als eigenständige Gemeinschaft in die Organisation des DRK integriert. Die Ausbildung war professioneller geworden, die Hilfeleistungen auch, da zunehmend hauptamtliche Rettungssanitäter/innen ihre berufliche Tätigkeit als „Salonretter" auf die Rettungstätigkeit in unwegsamem Gelände ausgeweitet hatten. Anfänglich verfügte kaum eine Bereitschaft über einen Bereitschaftsarzt, heute gibt es über 20 ehrenamtlich tätige Ärzte in der Bergwacht Württemberg. Im Jahre 2001 übergab ich mein Amt als Landesarzt an meinen „Vize", einen Facharzt für Anästhesiologie und Notfallmedizin mit fundierter Hochgebirgserfahrung und fundierter Ausbildung in alpiner Notfallmedizin. Auch dieser Wechsel zeugt vom zunehmenden Profitum im Sanitätsdient der Bergwacht. Parallel dazu hatten sich in der Bergwacht die sozialen Beziehungen der Mitglieder untereinander und zu den Nachbarbereitschaften, wie in anderen Vereinen auch, sehr verändert. Der früher eher familiäre und die Einzelpersönlichkeit fordernde Umgang miteinander war einem formaleren, „anonymeren" Miteinander gewichen.

Praxisabgabe und Umzug

Bereits während meiner Praxistätigkeit war mir klar, dass ich diese Tätigkeit nicht lebenslänglich ausüben würde. Zudem wurde im Jahre 1999 das Höchstalter für die Teilnahme an der vertragsärztlichen Versorgung (Kassenarztpraxis) auf 68 Jahre festgesetzt, diese Beschränkung ist heute jedoch aufgehoben. Unabhängig von der Liebe zu meinem Beruf und von der Begeisterung, mit der ich ihn ausübte, war mit zunehmendem Alter der Wunsch in mir gewachsen, noch einmal ein gänzlich neues Leben zu beginnen, und zwar von einem neuen Wohnort aus, mit einem neuen Bekanntenkreis und vor allem mit einem oder mehreren neuen Tätigkeitsschwerpunkten. Für eine derartige Neuorientierung war ein Umzug erforderlich. Der Hauptgrund für den Umzug war die Tatsache, dass ein mit seinem ländlichen Praxissitz verwachsener Hausarzt auch nach der Praxisabgabe bis zu seinem Tod immer ein Ansprechpartner für medizinische Probleme bleibt. Das hatte ich bei jedem Besuch in der „alten Heimat" sogar auf offener Straße erlebt. So ein Vorhaben muss man angehen, solange man sich körperlich und geistig auf einem gewissen Höhepunkt befindet, ein Aufschub wird von Jahr zu Jahr riskanter. Also gab ich als 63- Jähriger meine Praxis ab und zog mit meiner Frau ins Zentrum des Weinbaus der Pfalz, nach Bad Dürkheim.

Nach dem Umzug absolvierte ich ein Zweitstudium der Fachjournalistik und kümmerte mich energisch um meine über viele Jahre zum Teil intensiv gepflegten Hobbys, nämlich die Evolutionsbiologie, die Geologie, das Wesen tropischer Regenwälder und die Tropenökologie. Neu hinzugekommen ist der Wunsch, das Thema Wein nicht nur als Konsument, sondern auch vom Weinbau her, näher kennenzulernen. Nach Kursen in der Abteilung Weinbau im Dienstleistungszentrum Ländlicher Raum Rheinland-Pfalz (Weinbauschule), habe ich über mehrere Jahre, zusammen mit anderen Hobbywinzern vier kleinere Weinbergparzellen vornehmlich händisch bearbeitet und gepflegt. Die gelesenen Trauben wurden in einem renommierten Weingut ausgebaut.

Meine geologischen Neigungen konnte ich bei der Erkundung des geologischen „Hot-Spots" Oberrheingraben und mit der Beschreibung der „Hydrogeologie des Pfälzer Waldes" sowie spezieller Weinbergböden sozusagen austoben. Die neue Freizeit investierte ich zusammen mit meiner Frau in den Besuch und die Erkundung tropischer Regenwälder auf allen Kontinenten. Außerdem konnte ich unter der Anleitung durch meinen Freund Friedhelm verschiedene tropenökologische Probleme in verschiedenen Ländern Südostasiens in Augenschein nehmen und auf den Philippinen an mehreren tropenökologischen Projekten der Universität Hohenheim teilnehmen.

Um diese Umwälzung in meinem Leben in Gang zu setzen, musste ich zuerst die Praxis verkaufen. Das erwies sich schwerer als gedacht. Für ein „Nachbesetzungsverfahren" wird der Praxissitz ausgeschrieben, für den sich dann ein Bewerber meldet und in eine Warteliste einträgt. Die Kassenärztliche Vereinigung entscheidet dann über den oder die Bewerber nach ihrer fachlichen Eignung, ihrem Alter, ihrer bisherigen Tätigkeit und anderen Kriterien, im Prinzip jedoch unabhängig davon, welchen Bewerber man selber favorisiert. Auch beim Kaufpreis bleibt kaum ein Spielraum, denn dieser wird mehr oder weniger auf Grund der Praxiserträge der letzten drei Jahre nach einer von zwei etablierten Berechnungsmethoden festgesetzt.

Bei der Vorstellung verschiedener Bewerber fiel ich von einem Erstaunen in das andere. Nahezu alle waren vornehmlich daran interessiert, wie viele Stunden die wöchentliche Arbeitszeit betragen würde. Leider konnte ich das nicht beantworten, weil ich diesbezüglich nie Buch geführt hatte. Nahezu jeder versuchte jedoch auszuloten, wie er auch als Landarzt seine persönlichen Work-Life-Balance-Vorstellungen realisieren könnte.

Derartige Vorstellungen und Wünsche sind schwer mit der Tätigkeit eines Hausarztes in ländlicher Umgebung in Einklang zu bringen. Die zum Medizinstudium zugelassenen „Einserabiturienten", von denen zwar nur ganz wenige im Vergleich zu Studierenden anderer Fakultäten das Studium abbrechen, arbeiten später im Angestelltenverhältnis und das leider in vielen Fällen auch nur in Teilzeit. Landarzt will erst recht keiner werden, obwohl die Urlaubs- und Bereitschaftsdienstbedingungen für den freiberuflich tätigen Arzt auf dem Land heutzutage im Vergleich zu früher ausgesprochen niederlassungsfreundlich sind. Die Verdienstmöglichkeiten sind befriedigend, allerdings gehören Landärzte nicht zu den Spitzenverdienern der Berufsgruppe. Hohe Niederlassungsprämien, wie sie manche Bundesländer ausloben, haben den Ärztemangel auf dem Land nur unwesentlich beeinflussen können. In einigen Bundesländern werden neuerdings Medizinstudienplätze nach intensiven Einzelinterviews an Abiturienten mit einem schlechteren Notendurchschnitt als „Eins" vergeben, wenn sie sich verpflichten, später eine bestimmte Zeit als Landarzt zu arbeiten.

Man muss auch Glück haben. Eine bodenständige, resolute Schwäbin, ganz aus der Nähe mit einer profunden und passgenauen Ausbildung, hat die Praxis und alle Mitarbeiterinnen übernommen. Ich habe die Kollegin ein halbes Jahr lang als Assistentin eingestellt, um ihr jeden Patienten einzeln persönlich übergeben zu können. Danach konnte ich die Praxis, die Mitarbeiterinnen und vor allem die Patienten ruhigen Gewissens zurücklassen. Bei späteren Besuchen und natürlich durch die „Buschtrommeln" konnte ich mich regelmäßig davon überzeugen, dass sich die Praxis unter der neuen Leitung weiter gut entwickelte und alle Beteiligten zufrieden waren.

Die Gemeinde Lenningen verabschiedete mich, zusammen mit meiner Frau, mit einem speziell ausgewählten Weinpräsent im Rahmen einer Gemeinderatssitzung, mit Dank. Sehr gerührt hat mich die Abschiedsvorstellung meiner beiden Kollegen im Lenninger Tal anlässlich der Eröffnung der Nachfolgepraxis. Beide betonten unisono die angenehme jahrzehntelange Zusammenarbeit und beide berichteten, dass sie vor ihrer eigenen Niederlassung erhebliche „Manschetten" gehabt hätten, da ihnen in der Klinik eingeimpft worden war, als Neuankömmling würde man von den „Alteingesessenen" in einer Art Abwehrhaltung und Konkurrenzneid äußerst rüde behandelt. Sie seien jedoch in der Tat hier sehr freundlich, sozusagen mit offenen Armen, aufgenommen worden. Beide konnten damals freilich nicht ahnen, wie froh ich tatsächlich war, dass sie mich entlastet hatten. Ich hatte nämlich zuvor nahezu ein Jahr lang die ganze Region allein ärztlich versorgt, abgesehen von ein paar wenigen Wochenenddiensten, die von Kollegen aus der weiteren Umgebung notfallmäßig unter heute unvorstellbaren Bedingungen von der betriebsärztlichen Abteilung der Papierfabrik aus durchgeführt wurden. Alleinversorgung bedeutete, dass ich Tag und Nacht durchgehend monatelang dienstbereit war, auch an den Feiertagen, ohne einen Urlaubstag. Das alles hatte damals meine Lebensfreude kaum beeinflusst. Die Bedeutung einer derartigen Belastung ist mir erst viel später bewusst geworden.